Educação nutricional em pediatria

Educação nutricional em pediatria

ORGANIZADORAS:
Andréa Gislene do Nascimento
Larissa Baldini Farjalla Mattar
Lenycia de Cassya Lopes Neri
Glauce Hiromi Yonamine
Ana Paula Alves da Silva

Copyright © 2018 Editora Manole Ltda., conforme contrato com os autores.

Editora gestora: Sônia Midori Fujiyoshi
Editora responsável: Ana Maria da Silva Hosaka
Coordenação editorial: Poliana Magalhães
Editora de arte: Deborah Sayuri Takaishi
Projeto gráfico: Anna Yue
Diagramação: Rafael Zemantauskas
Capa: Rubens Lima

CIP-BRASIL. CATALOGAÇÃO NA PUBLICAÇÃO
SINDICATO NACIONAL DOS EDITORES DE LIVROS, RJ

Educação nutricional em pediatria / organização Andréa Gislene do Nascimento... [et al.]. – 1. ed. – Barueri, SP: Manole, 2018.

Inclui bibliografia e índice
ISBN 978-85-204-5644-6

1. Crianças – Nutrição. 2. Hábitos de saúde em crianças. 3. Saúde – Aspectos nutricionais. 4. Hábitos alimentares. I. Nascimento, Andréa Gislene do.

18-49463

CDD: 649.4
CDU: 613.95

Meri Gleice Rodrigues de Souza – Bibliotecária CRB-7/6439

Todos os direitos reservados.
Nenhuma parte deste livro poderá ser reproduzida, por qualquer processo, sem a permissão expressa dos editores. É proibida a reprodução por xerox.

A Editora Manole é filiada à ABDR – Associação Brasileira de Direitos Reprográficos.

1ª edição – 2018

Editora Manole Ltda.
Avenida Ceci, 672 – Tamboré
06460-120 – Barueri – SP – Brasil
Fone: (11) 4196-6000 – Fax: (11) 4196-6021
www.manole.com.br
info@manole.com.br

Impresso no Brasil
Printed in Brazil

Durante o processo de edição desta obra, foram tomados todos os cuidados para assegurar a publicação de informações precisas e de práticas geralmente aceitas. Do mesmo modo, foram empregados todos os esforços para garantir a autorização das imagens aqui reproduzidas. Caso algum autor se sinta prejudicado, favor entrar em contato com a editora.

As informações contidas nesta obra são de responsabilidade dos autores. O profissional, com base em sua experiência e conhecimento, deve determinar a aplicabilidade das informações em cada situação.

Agradecimentos

Agradecemos primeiramente a Deus, que nos concedeu a oportunidade de exercer a profissão de nutricionista e atuar, por meio da educação nutricional, na prevenção e tratamento de doenças crônicas de crianças e adolescentes.

Agradecemos ao Hospital das Clínicas, e mais especificamente ao Instituto da Criança, local de trabalho humanizado e valorizado, onde o aprender é ato cotidiano e o trabalho interdisciplinar é frutífero em benefícios constantes aos pacientes.

Agradecemos a todos os colaboradores do Instituto da Criança, de todas as áreas da saúde (serviço social, fisioterapia, enfermagem, terapia ocupacional, medicina, fonoaudiologia, psicologia, entre outras) e dentro do próprio serviço de nutrição (cozinha, lactário, copas, banco de leite humano) por auxiliar neste processo de educação nutricional para crianças e adolescentes com tanto amor.

Agradecemos a todos os estagiários (de graduação, pós-graduação e capacitação) e residentes multidisciplinares na construção de instrumentos de educação nutricional criativos e de excelente qualidade para o trabalho de educação nutricional ser a realidade possível dentro de uma rotina de trabalho intensa.

Agradecemos, finalmente, de modo mais que especial, a todos os pacientes e acompanhantes (mães, pais, tios, avós) por receber nossas orientações de maneira tão carinhosa e levar nossos aconselhamentos nutricionais para seus lares, modificando hábitos e melhorando a vida de tantas pessoas.

Sobre as autoras

ORGANIZADORAS

Ana Paula Alves da Silva

Graduada em Nutrição pela Universidade Federal do Rio de Janeiro (UFRJ). Pós-graduada em Administração Hospitalar pela Faculdade de Saúde Pública da Universidade de São Paulo (FSP/USP). Mestre em Saúde Pública pela FSP/USP. Diretora do Serviço de Nutrição do Instituto da Criança (ICr) do Hospital das Clínicas da Faculdade de Medicina da Universidade de São Paulo (HC-FMUSP). Coordenadora Geral do Curso de Especialização em Nutrição Clínica em Pediatria do ICr do HC-FMUSP.

Andréa Gislene do Nascimento

Graduada em Nutrição pelo Centro Universitário São Camilo. Especialista em Administração Hospitalar pela Faculdade de Saúde Pública da Universidade de São Paulo (FSP/USP). Especialista em Nutrição e Saúde Aplicada à Prática Pedagógica pelo Departamento de Pediatria da Universidade de São Paulo (USP). Supervisora do Setor de Educação Permanente do Serviço de Nutrição do Instituto da Criança (ICr) do Hospital das Clínicas da Faculdade de Medicina da Universidade de São

Paulo (HC-FMUSP). Nutricionista do Ambulatório de Dor e Cuidados Paliativos do ICr. Coordenadora dos módulos de Educação em Saúde e Cuidados Paliativos do Curso de Especialização em Nutrição Clínica em Pediatria do ICr.

Glauce Hiromi Yonamine

Graduada em Nutrição pela Faculdade de Saúde Pública da Universidade de São Paulo (FSP/USP). Especialista em Saúde, Nutrição e Alimentação Infantil pela Universidade Federal de São Paulo (Unifesp). Mestre em Ciências pelo Departamento de Pediatria da Faculdade de Medicina da Universidade de São Paulo (FMUSP). Supervisora do Ambulatório de Nutrição do Instituto da Criança (ICr) do Hospital das Clínicas da Faculdade de Medicina da Universidade de São Paulo (HC-FMUSP). Coordenadora dos módulos do Curso de Especialização em Nutrição Clínica em Pediatria do ICr.

Larissa Baldini Farjalla Mattar

Graduada em Nutrição pela Universidade Federal de Alfenas (Unifal). Especialista em Saúde, Nutrição e Alimentação Infantil – Nutrição Clínica na Infância pela Universidade Federal de São Paulo (Unifesp). Mestre em Ciências pela Unifesp. Nutricionista do Ambulatório de Nutrição do Instituto da Criança (ICr) do Hospital das Clínicas da Faculdade de Medicina da Universidade de São Paulo (HC-FMUSP).

Lenycia de Cassya Lopes Neri

Graduada em Nutrição pela Faculdade de Saúde Pública da Universidade de São Paulo (FSP/USP). Pós-graduada em Fisiologia do Exercício pela Universidade Federal de São Paulo (Unifesp). Mestre em Ciências pelo Instituto de Medicina Tropical da Universidade de São Paulo (IMT-USP). Especialista em Nutrição Clínica pela Associação Brasileira de Nutrição (Asbran). Diretora da Nutri4Life Consultoria em Nutrição. Nutricionista do Instituto da Criança (ICr) do Hospital das Clínicas da Faculdade de Medicina da Universidade de São Paulo (HC-FMUSP), com atuação no Ambulatório de Nutrição. Docente em diversas pós-graduações, das disciplinas dentro da área de Nutrição e Pediatria.

AUTORAS

Adriana Hidelfonso Zampolo

Graduada em Nutrição pela Universidade São Judas Tadeu (USJT). Especialista em Padrões Gastronômicos pela Universidade Anhembi Morumbi (UAM).

Adriana Servilha Gandolfo

Graduada em Nutrição pelo Centro Universitário São Camilo. Pós-graduada em Saúde Materno-infantil pela Faculdade de Saúde Pública da Universidade de São Paulo (FSP/USP). Pós-graduada em Desnutrição e Recuperação Nutricional pela Universidade Federal de São Paulo (Unifesp). Mestre em Ciências pelo Departamento de Pediatria da Faculdade de Medicina da Universidade de São Paulo (FMUSP). Supervisora de Serviço Hospitalar do Serviço de Nutrição do Instituto da Criança (ICr) do Hospital das Clínicas da Faculdade de Medicina da Universidade de São Paulo (HC-FMUSP). Coordenadora da Câmara Técnica de Nutrição Clínica (CoNuCli) do Comitê Assistencial, Técnico-científico e Administrativo de Nutrição (Canut) do HC-FMUSP.

Aide Mitie Kudo

Graduada em Terapia Ocupacional pela Faculdade de Medicina da Universidade de São Paulo (FMUSP). Especialista em Administração da Saúde Pública pela Faculdade de Saúde Pública da Universidade de São Paulo (FSP/USP).

Analisa Gabriela Zuchi Leite

Graduada em Nutrição pelo Centro Universitário São Camilo. Especialista em Nutrição Clínica Pediátrica pelo Instituto da Criança (ICr) do Hospital das Clínicas da Faculdade de Medicina da Universidade de São Paulo (HC-FMUSP).

Ana Paula Alves da Silva

Graduada em Nutrição pela Universidade Federal do Rio de Janeiro (UFRJ). Pós-graduada em Administração Hospitalar pela Faculdade de Saúde Pública da Universidade de São Paulo (FSP/USP). Mestre em Saúde Pública pela FSP/USP. Diretora do Serviço de Nutrição do Instituto da Criança (ICr) do Hospital das Clínicas da Faculdade de Medicina da Universidade de São Paulo (HC-FMUSP). Coordenadora Geral do Curso de Especialização em Nutrição Clínica em Pediatria do ICr do HC-FMUSP.

Andréa Gislene do Nascimento

Graduada em Nutrição pelo Centro Universitário São Camilo. Especialista em Administração Hospitalar pela Faculdade de Saúde Pública da Universidade de São Paulo (FSP/USP). Especialista em Nutrição e Saúde Aplicada à Prática Pedagógica pelo Departamento de Pediatria da Universidade de São Paulo (USP). Supervisora do Setor de Educação Permanente do Serviço de Nutrição do Instituto da Criança (ICr) do Hospital das Clínicas da Faculdade de Medicina da Universidade de São Paulo (HC-FMUSP). Nutricionista do Ambulatório de Dor e Cuidados Paliativos do ICr. Coordenadora dos módulos de Educação em Saúde e Cuidados Paliativos do Curso de Especialização em Nutrição Clínica em Pediatria do ICr.

Camila Pugliese

Graduada em Nutrição pela Pontifícia Universidade Católica de Campinas (Puc-Campinas). Especialista em Saúde, Nutrição e Alimentação

Infantil, com Enfoque Multiprofissional pela Universidade Federal de São Paulo (Unifesp). Mestre em Ciências da Nutrição pela Unifesp. Doutoranda pelo Programa de Pediatria da Universidade de São Paulo (USP).

Carla Aline Fernandes Satiro

Graduada em Nutrição pela Universidade Metodista de São Paulo (Umesp). Especialista em Nutrição Clínica em Pediatria pelo Instituto da Criança (ICr) do Hospital das Clínicas da Faculdade de Medicina da Universidade de São Paulo (HC-FMUSP). Especialista em Nutrição Clínica e Terapia Nutricional pelo Grupo de Apoio de Nutrição Enteral e Parenteral (Ganep).

Cristina Yuri Takakura

Graduada em Nutrição pela Universidade Estadual Paulista Júlio de Mesquita Filho (Unesp). Especialista em Nutrição Clínica em Pediatria pelo Instituto da Criança (ICr) do Hospital das Clínicas da Faculdade de Medicina da Universidade de São Paulo (HC-FMUSP).

Fernanda Ferreira dos Santos

Graduada e mestranda em Nutrição pela Faculdade de Saúde Pública da Universidade de São Paulo (FSP/USP). Nutricionista colaboradora da Liga Acadêmica de Síndrome Metabólica do Hospital das Clínicas da Faculdade de Medicina da Universidade de São Paulo (HC-FMUSP).

Glauce Hiromi Yonamine

Graduada em Nutrição pela Faculdade de Saúde Pública da Universidade de São Paulo (FSP/USP). Especialista em Saúde, Nutrição e Alimentação Infantil pela Universidade Federal de São Paulo (Unifesp). Mestre em Ciências pelo Departamento de Pediatria da Faculdade de

Medicina da Universidade de São Paulo (FMUSP). Supervisora do Ambulatório de Nutrição do Instituto da Criança (ICr) do Hospital das Clínicas da Faculdade de Medicina da Universidade de São Paulo (HC-FMUSP). Coordenadora dos módulos do Curso de Especialização em Nutrição Clínica em Pediatria do ICr.

Heloiza Cristiane Teixeira Esteves

Graduada em Nutrição pelo Centro Universitário São Camilo. Especialista em Nutrição Clínica em Pediatria pelo Instituto da Criança (ICr) do Hospital das Clínicas da Faculdade de Medicina da Universidade de São Paulo (HC-FMUSP).

Juliana Cezarino

Graduada em Nutrição pela Universidade Nove de Julho. Especialista em Nutrição Clínica em Pediatria pelo Hospital das Clínicas da Faculdade de Medicina da Universidade de São Paulo (HC-FMUSP) e em Fisiologia do Exercício pela Universidade Federal de São Paulo (Unifesp).

Julliana Augusto Sanches Bonato

Nutricionista. Especialista em Nutrição Clínica pelo Centro Universitário São Camilo. Especialista em Nutrição e Saúde Aplicada às Práticas Pedagógicas – Educação Nutricional de Escolares pela Escola Paulista de Medicina da Universidade Federal de São Paulo (EPM-Unifesp). Pós-graduada em Educação Lúdica pelo Instituto Superior de Ensino Vera Cruz. Docente e supervisora de estágio do Curso de Especialização em Nutrição Clínica do Centro Universitário São Camilo. Docente do Curso de Especialização em Nutrição Pediátrica do Instituto da Criança (ICr) do Hospital das Clínicas da Faculdade de Medicina da Universidade de São Paulo (HC-FMUSP). Proprietária da empresa Nutrir Kids Produtos Educativos para Educação Alimentar e Nutricional.

Larissa Baldini Farjalla Mattar

Graduada em Nutrição pela Universidade Federal de Alfenas (Unifal). Especialista em Saúde, Nutrição e Alimentação Infantil – Nutrição Clínica na Infância pela Universidade Federal de São Paulo (Unifesp). Mestre em Ciências pela Unifesp. Nutricionista do Ambulatório de Nutrição do Instituto da Criança (ICr) do Hospital das Clínicas da Faculdade de Medicina da Universidade de São Paulo (HC-FMUSP).

Lenycia de Cassya Lopes Neri

Graduada em Nutrição pela Faculdade de Saúde Pública da Universidade de São Paulo (FSP/USP). Pós-graduada em Fisiologia do Exercício pela Universidade Federal de São Paulo (Unifesp). Mestre em Ciências pelo Instituto de Medicina Tropical da Universidade de São Paulo (IMT-USP). Especialista em Nutrição Clínica pela Associação Brasileira de Nutrição (Asbran). Diretora da Nutri4Life Consultoria em Nutrição.

Maria Aparecida Carlos Bonfim

Graduada em Nutrição pelo Centro Universitário São Camilo. Especialista em Nutrição Clínica e Terapia Nutricional Enteral e Parenteral pelo Grupo de Apoio de Nutrição Enteral e Parenteral (Ganep). Aprimoramento em Nutrição Hospitalar pelo Hospital Universitário da Universidade de São Paulo (HU-USP).

Mariana de Paiva Franco

Graduada em Terapia Ocupacional pelo Centro Universitário Claretiano. Especialista em Contexto Hospitalar pelo Conselho Federal de Fisioterapia e Terapia Ocupacional (Coffito); em Saúde Mental pelo Centro Universitário Claretiano; em Neuropediatria pela Universidade Federal de São Carlos (Ufscar); e em Reabilitação em Membros Superiores pelo Instituto de Ortopedia e Traumatologia (IOT) do Hospital das Clínicas da Faculdade de Medicina da Universidade de São Paulo (HC-FMUSP). Residência multiprofissional em Contexto Hospitalar Pediátrico pela Universidade de São Paulo (USP). Membro da Associação Científica de Terapia Ocupacional em Contextos Hospitalares e Cuidados Paliativos. Terapeuta ocupacional do Instituto da Criança (ICr) do Hospital das Clínicas da Faculdade de Medicina da Universidade de São Paulo (HC-FMUSP).

Marina Morgado Simões de Campos

Graduada em Nutrição pela Faculdade de Saúde Pública da Universidade de São Paulo (FSP/USP). Especialista em Nutrição Clínica em Pediatria pelo Instituto da Criança (ICr) do Hospital das Clínicas da Faculdade de Medicina da Universidade de São Paulo (HC-FMUSP).

Maristela Trevisan Cunha

Mestre em Ciências da Saúde pelo Centro de Reabilitação Pulmonar da Escola Paulista de Medicina da Universidade Federal de São Paulo (EPM-Unifesp). Coordenadora do Curso de Especialização em Fisioterapia Respiratória e Fisioterapia em Terapia Intensiva – Pediatria e Neonatologia do Instituto da Criança (ICr) do Hospital das Clínicas da Faculdade de Medicina da Universidade de São Paulo (HC-FMUSP). Diretora técnica do serviço de Fisioterapia do ICr.

Mayara Freitas de Oliveira

Graduada em Nutrição pela Faculdade de Saúde Pública da Universidade de São Paulo (FSP/USP).

Priscila Bagio Maria Barros

Graduada em Terapia Ocupacional pela Faculdade de Medicina da Universidade de São Paulo (FMUSP). Especialista em Terapia da Mão pelo

Instituto de Ortopedia e Traumatologia (IOT) do Hospital das Clínicas da Faculdade de Medicina da Universidade de São Paulo (HC-FMUSP).

Rachel Helena Vieira Machado

Graduada em Nutrição pelo Centro Universitário São Camilo. Especialista em Nutrição na Infância e Adolescência pela Escola Paulista de Medicina da Universidade Federal de São Paulo (EPM-Unifesp) e em Nutrição Clínica Hospitalar pela Faculdade de Saúde Pública da Universidade de São Paulo (FSP/USP).

Renata Hyppolito Barnabe

Graduada em Nutrição pela Faculdade de Saúde Pública da Universidade de São Paulo (FSP/USP). Especialista em Nutrição Materno-infantil pela Universidade Federal de São Paulo (Unifesp). Pós-graduada em Padrões Gastronômicos pela Universidade Anhembi Morumbi (UAM). Especialista em Administração Hospitalar pelo Centro Universitário São Camilo.

Renata Sloboda Bittencourt

Graduada em Terapia Ocupacional pela Universidade Federal do Paraná (UFPR). Especialista na Modalidade Residência Multiprofissional em Oncologia e Hematologia pela UFPR e em Terapia da Mão pelo Instituto de Ortopedia e Traumatologia (IOT) do Hospital das Clínicas da Faculdade de Medicina da Universidade de São Paulo (HC-FMUSP). Sócia fundadora da ATOHosP e membro do Comitê de Terapia Ocupacional da Associação Brasileira de Linfoma e Leucemia (Abrale).

Vanessa Camargo Trida

Graduada em Nutrição e Especialista em Nutrição Clínica pelo Centro Universitário São Camilo.

Sumário

APRESENTAÇÃO   As organizadoras | XIX

CAPÍTULO 1   Educação nutricional em pediatria | 1
Andréa Gislene do Nascimento e Fernanda Ferreira dos Santos

CAPÍTULO 2   Comportamento alimentar em pediatria | 14
Glauce Hiromi Yonamine e Carla Aline Fernandes Satiro

CAPÍTULO 3   Desenvolvimento neuropsicomotor na primeira infância | 27
Maristela Trevisan Cunha

CAPÍTULO 4   A importância do brincar | 57
Aide Mitie Kudo, Priscila Bagio Maria Barros, Mariana de Paiva Franco e Renata Sloboda Bittencourt

CAPÍTULO 5   Guia alimentar como instrumento de educação nutricional | 70
Glauce Hiromi Yonamine

CAPÍTULO 6   Aleitamento materno: orientação na prática | 79
Analisa Gabriela Zuchi Leite, Renata Hyppolito Barnabe e Vanessa Camargo Trida

CAPÍTULO 7   Educação nutricional em hospital | 93
Camila Pugliese, Adriana Hidelfonso Zampolo e Maria Aparecida Carlos Bonfim

CAPÍTULO 8   Educação nutricional no ambulatório | 121
Cristina Yuri Takakura, Larissa Baldini Farjalla Mattar e Lenycia de Cassya Lopes Neri

CAPÍTULO 9	Trabalhando educação nutricional com os pais no hospital | 144
	Andréa Gislene do Nascimento, Heloiza Cristiane Teixeira Esteves, Ana Paula Alves da Silva e Juliana Cezarino
CAPÍTULO 10	Educação nutricional em consultório | 164
	Adriana Servilha Gandolfo
CAPÍTULO 11	Educação alimentar e nutricional em escolas | 182
	Julliana Augusto Sanches Bonato e Rachel Helena Vieira Machado
CAPÍTULO 12	Educação nutricional em casa | 201
	Marina Morgado Simões de Campos
CAPÍTULO 13	Atividades práticas de educação nutricional em pediatria | 217
	Andréa Gislene do Nascimento, Fernanda Ferreira dos Santos e Mayara Freitas de Oliveira

ÍNDICE REMISSIVO | 238

Apresentação

A educação alimentar e nutricional (EAN) ganha cada dia mais importância na promoção e na proteção à saúde, e tem como objetivo mudar os hábitos alimentares inadequados, contribuindo para a prevenção de doenças crônicas não degenerativas e carências nutricionais, permitindo que as pessoas possam selecionar e consumir alimentos mais saudáveis, de forma segura e adequada.

A formação do hábito alimentar se inicia na infância, daí a importância de as crianças aprenderem, desde cedo, a ter uma alimentação saudável e equilibrada. A implantação de intervenções de educação nutricional nessa fase da vida deve ser incentivada para que as crianças aprendam a comer de forma correta, independentemente do local onde elas estejam inseridas e sempre estimulando a participação da família.

Quando realizadas em grupos, as ações de educação nutricional são mais efetivas, pois as crianças tendem a copiar as atitudes umas das outras. Buscar atividades lúdicas, criativas e que consigam realmente impactar e causar mudanças nas atitudes das crianças é algo estimulante e desafiador, e os resultados podem ser surpreendentes.

Procuramos trazer neste livro um pouco da experiência prática que pudemos aprender e construir junto às nossas crianças e adolescentes, no decorrer dos atendimentos nas unidades de internação e ambulatório do Instituto da Criança, bem como a prática de outros profissionais em outras áreas de atuação, nas quais também podemos aproveitar o espaço para ensinar sobre alimentação e nutrição aos nossos pequenos.

Esperamos que aproveitem muito o livro, pois procuramos compartilhar aqui tudo o que aprendemos.

As organizadoras

Capítulo 1

Educação nutricional em pediatria

Andréa Gislene do Nascimento
Fernanda Ferreira dos Santos

Introdução

Inserida no âmbito das políticas públicas direcionadas à promoção da saúde e da segurança alimentar e nutricional (SAN), a educação alimentar e nutricional (EAN) constitui o campo do conhecimento transdisciplinar em constante construção que tem seu referencial histórico caminhando juntamente à criação e desenvolvimento da categoria de nutricionistas no país[1,2].

A EAN passa a ser discutida no Brasil em meados de 1930, a partir da instalação do parque industrial nacional e do surgimento de organizações de trabalhadores urbanos. Paralelamente, Josué de Castro apresenta importantes ponderações quanto à predominante desnutrição e desigualdade social entre indivíduos de diferentes classes econômicas, dentre os quais se encontravam os atendidos pelos programas assistenciais difundidos no período e especialmente aqueles que estavam fora dessa cobertura. Observa-se então que as ações em EAN estavam centradas na atenção às necessidades dos trabalhadores e seus familiares, tendo como foco o binômio saúde-doença, prevalente na ocasião[1,3-5].

Nesse contexto, tem início a prática profissional dos visitadores de alimentação, que buscavam a promoção da alimentação saudável por meio de visitas aos domicílios, com o intuito de apresentar aos indivíduos os principais conceitos relativos à educação e recomendações alimentares[1,6].

Nos anos subsequentes, a EAN continuou sumariamente centrada em conceitos biológicos, em detrimento das considerações do ambiente multifatorial no qual os indivíduos estavam envolvidos e com o qual interagiam constantemente. A exemplo disso, tem-se que entre 1970 e 1980 houve expressiva expansão do agronegócio da soja, associada ao estímulo ao consumo nacional do excedente da produção destinada ao mercado internacional. Nesse momento, as orientações nutricionais eram limitadas às características nutricionais desses produtos, sem consideração dos aspectos sociais e culturais da alimentação, uma vez que a população passava a ser vista como desprovida de conhecimentos necessários para seleção adequada dos itens[1,4].

Na década seguinte, com o advento da coexistência de desnutrição e obesidade como problemas de saúde pública, a Organização Mundial da Saúde (OMS) atualizou as definições de promoção da saúde, que, associada à crescente disseminação do modelo educativo de Paulo Freire, levou à avaliação crítica do que significa a educação nutricional e da necessidade de compreender e ofertar cuidados adequados às especificidades dos diferentes grupos etários localizados nas diferentes regiões do país, além do debate relativo ao direito humano à alimentação adequada[1,3,4,7]. Tais ponderações, por sua vez, passaram a compor de modo mais intenso a agenda do Ministério da Saúde, Ministério da Educação e Ministério do Desenvolvimento Social e Combate à Fome, o que culminou no ganho de espaço na prática clínica de profissionais da área da saúde, que passaram a considerar variáveis que vão além da comorbidade apresentada pela população atendida, como aspectos biopsicossociais que interferem nas escolhas e nos hábitos alimentares da população[1,3,4,7].

Atualmente, estudos ligados à EAN têm suscitado intenso debate entre participantes da comunidade científica e população geral quanto aos hábitos alimentares saudáveis prevalentes entre indivíduos de diferentes faixas etárias e estratos sociodemográficos, especialmente com a criação do *Marco de Referência de Educação Alimentar e Nutricional*, documento que ressalta a teoria e corrobora a prática por meio da intersetorialidade de saberes e consideração da EAN como uma das práticas em nutrição que apresenta maior possibilidade de empoderar indivíduos que vivem em sociedade e que constantemente são expostos a fatores facilitadores e dificultadores de uma alimentação saudável[1,3,4,8-10].

Intervenções de educação alimentar e nutricional

Intervenções que visem à EAN podem ser desenvolvidas para atenção de especificidades de indivíduos ou grupos. No primeiro caso, o profissional da área da saúde e o indivíduo integrante da comunidade na qual está inserido trabalham juntos para obter a melhora ou manutenção do estado nutricional deste, ao passo que no segundo, o profissional da área da saúde e membros da comunidade trabalham juntos para o desenvolvimento de intervenções que resultem em mudanças das condições de saúde e nutrição do grupo em questão, por meio da construção de redes sociais que proporcionem a comunicação entre os atores envolvidos e construção do conhecimento e cuidado em saúde[2,11-13].

Em ambos os casos, faz-se essencial o planejamento da intervenção para obtenção dos objetivos previamente instituídos, por meio do estabelecimento do plano e projeto a ser executado, e a não restrição ao binômio saúde-doença, tão preconizado em diversos cursos de saúde sediados em todo o território nacional e internacional; outrossim, é necessário considerar variáveis multifatoriais, como aspectos biológicos, sociais, econômicos e psicológicos, sem desconsiderar o contexto político e científico no qual os participantes estão inseridos[8,10,13-15].

Faz-se primordial a definição de agentes que possam influenciar positiva e negativamente as escolhas alimentares feitas pelo paciente. Todavia, quando a abordagem é destinada a crianças e a adolescentes, deve-se considerar também o papel que os familiares e o círculo de amizades representam durante todas as etapas do processo de EAN[5,12,16].

Além dessas considerações, ao trabalhar com a abordagem voltada à coletividade, especialmente quando construída na forma de grupos, faz-se necessário que o profissional da área da saúde, que atuar como moderador, execute-a e avalie sua efetividade, considerando o ambiente em que é realizada e as individualidades de cada participante, pois, de acordo com a teoria das representações sociais, os envolvidos projetam suas experiências anteriores no presente e as utilizam como fator norteador em decisões futuras[17,18]. Desse modo, caso um integrante tenha experimentado uma má vivência que o tenha marcado de modo negativo anteriormente, ele poderá apresentar reduzida responsividade inicial à intervenção atual, que por sua vez poderá influir na forma como os demais integrantes respondem. Cabe, portanto, ao profissional moderador visualizar e intervir para que o objetivo inicial não seja deturpado.

Dessa forma, não basta que sejam realizadas intervenções que tenham como objetivo principal a simples comunicação de informações que possam auxiliar no processo de escolhas realizadas pelos pacientes, cuidadores e familiares; é imprescindível que suas individualidades e variáveis biopsicossociais sejam respeitadas e consideradas, pois esse tipo de ação impacta diretamente o comportamento alimentar dos indivíduos, especialmente quando destinado a crianças e a adolescentes, que se encontram em processo de formação do comportamento e escolhas alimentares, e estas tendem a ser reproduzidas no decorrer da vida adulta[2,5,16].

Inúmeras são as intervenções de educação nutricional bem-sucedidas em pediatria já realizadas, especialmente aquelas voltadas à prevenção e controle de doenças crônicas não transmissíveis, visto que a prevalência e a incidência mundial destas têm crescido consideravelmente com o estabelecimento da transição epidemiológica, e como consequência apresenta elevado número de trabalhos desenvolvidos na área[8,19]. Muitas dessas intervenções geraram resultados positivos quanto à reversão de sinais e sintomas ligados a tais comorbidades, bem como reduziram a probabilidade de ocorrência de complicações[10].

Contudo, ainda que trabalhados em menor escala pela comunidade acadêmica, o desenvolvimento e a avaliação de intervenções de EAN destinadas a crianças e adolescentes que apresentam comorbidades menos prevalentes (como doença renal crônica, fibrose cística e transtorno no metabolismo de ácidos graxos em pediatria) são necessários, especialmente ao considerar que pacientes e familiares que recebem o diagnóstico dessas doenças tendem a sentir-se desamparados quanto aos esclarecimentos de questões ligadas à alimentação e aos impactos que a comorbidade trará para o estado nutricional do paciente.

Independentemente da prevalência da comorbidade a ser trabalhada, ao desenvolver intervenções destinadas a crianças, deve-se considerar que indivíduos que compõem essa faixa etária se encontram em momento crucial para desenvolvimento físico, psíquico e motor[5,20]. Quanto ao adolescente, deve-se ter em mente que este está cruzando um caminho repleto de descobertas pessoais, e que aspectos ligados à socialização se mostram cruciais para o desenvolvimento individual e o estabelecimento de convivências em sociedade[21].

Não obstante, ambos os grupos etários são considerados sob significativa vulnerabilidade, dado o padrão alimentar habitual ter sofrido intensas modificações com o advento da transição epidemiológica, especialmente entre adolescentes, que cada vez mais ingerem reduzida quantidade de micronutrientes, ao passo que consomem elevado teor de gorduras saturadas e açúcares refinados[22,23].

Simultaneamente, esse cenário torna imprescindível o contínuo desenvolvimento e avaliação de treinamentos voltados à educação permanente destinada a profissionais da área da saúde que atuem com ambos os grupos, assim como estudos que levem ao constante desenvolvimento e avaliação de intervenções destinadas ao público constituído por crianças e adolescentes, visto que o acesso à informação é tido como algo crítico por influenciar novos hábitos alimentares dessa população[2,3,8,10,12,24-27].

Intervenções destinadas a adolescentes tendem a proporcionar melhoria dos conhecimentos nutricionais e da atitude alimentar[28]. A exemplo disso tem-se o estudo feito em 2016 por Baldasso e colaboradores, que verificou melhora no padrão de escolhas alimentares, com redução no percentual de sal e açúcar adicionados aos alimentos, melhor conhecimento nutricional e entendimento de rótulos alimentares [22].

Portanto, diante das atuais circunstâncias nutricionais e expectativas futuras, é essencial que profissionais da área da saúde voltem sua atenção para a qualidade e a eficácia de intervenções de EAN por eles desenvolvidas[1,22]. Faz-se primordial que esses profissionais passem a problematizar a alimentação e a nutrição como componentes básicos para a promoção da saúde, partindo do princípio de que a atual conjuntura epidemiológica apresenta a capacidade de propiciar importantes modificações comportamentais, especialmente quando se utiliza de estratégias inovadoras em que se trabalham aspectos lúdicos e que são construídas a partir das individualidades dos participantes, de tal modo que estes se sintam verdadeiramente identificados[1,3,5,9,27,29-32].

Educação nutricional em pediatria

A promoção de hábitos e práticas alimentares saudáveis tem início na infância, começa com o aleitamento materno e consolida-se no decorrer da vida, por meio das experiências e aprendizado[33]. Sendo assim, é incontestável a importância da alimentação saudável, variada e agradável ao paladar para a promoção da saúde, sobretudo em crianças e adolescentes, em fase de crescimento e desenvolvimento. O papel primordial da nutrição é o da promoção, manutenção e recuperação da saúde[34].

A alimentação saudável é entendida como aquela que faz bem, promove a saúde e deve ser orientada e incentivada desde a infância até a idade adulta[33]. O comportamento alimentar da família e as práticas adotadas na alimentação da criança proporcionam determinantes e consideráveis componentes ambientais que contribuem na formação das preferências e no padrão de sua alimentação[5]. Uma vez que a formação dos hábitos alimentares ocorre durante a fase da infância, tornam-se importantes as intervenções de EAN nesse período.

Tais intervenções podem ser realizadas por meio do uso de ferramentas dinâmicas e ativas que apresentam diversos formatos, como grupos de discussões, oficinas culinárias, questionários, entrevistas, materiais impressos, imagens, filmes, palestras, roda de conversa e problematizações. Elas se tornam ainda mais efetivas quando se utiliza de recursos educativos mais próximos do mundo infantil, como bonecos, fantoches, jogos, vídeos, brincadeiras, livros, hortas etc.[2,3,8,9,12,22,35-38], pois o desenvolvimento de atividades lúdicas facilita o processo de ensino e aprendizagem[5]. Outro aspecto importante é envolver a família nesse processo, uma vez que ela é a base da formação dos hábitos alimentares saudáveis das crianças[35,36].

Vincha et al. (2017)[2] observaram que o emprego de tais ferramentas pode promover o diálogo, incentivar os sentidos e a criatividade dos envolvidos, especialmente quando se utiliza de recursos audiovisuais[2]. Por sua vez, o emprego de palestras leva ao envolvimento e à busca por respostas próprias, ao passo que as atividades dinâmicas, como jogos, podem estimular a aprendizagem de modo prazeroso, assim como as oficinas culinárias podem estimular a ocupação dos envolvidos em posições de sujeitos em ação.

As atividades devem ser organizadas, portanto, de modo a contribuir para o estabelecimento de modificações de comportamentos e estilo de vida, partindo do princípio de que a intersetorialidade de saberes é essencial para o sucesso da atividade, e da premissa de que os participantes são atores do processo como um todo, sendo imprescindível a reflexão da realidade e das necessidades dos envolvidos, sem se limitar ao emprego de material impresso ou à exposição unilateral e isolada de orientações[3,8,9,12,16,22,27,37,39].

Para tanto, fazem-se necessárias a identificação e a promoção de hábitos saudáveis por meio do aperfeiçoamento primário de profissionais da área da saúde, que devem ser devidamente treinados e atualizados periodicamente quanto à temática, por meio do diagnóstico precoce da comorbidade a ser trabalhada e estabelecimento de inter-relações com pacientes e cuidadores, com a percepção dos multicomponentes presentes no contexto em que estão inseridos, considerando suas expectativas e necessidade de reforço positivo, sempre que necessário[8,9,12,13,16].

Ainda que sejam abrangentes as possibilidades de formatos e ferramentas a serem utilizadas, não há estratégia de educação nutricional considerada totalmente efetiva, visto que é diversa a natureza dos fenômenos focados na EAN[14]. Deve-se, portanto, conhecer profundamente os indivíduos destinatários de tais intervenções, reconhecer suas necessidades e especificidades (aspectos educacionais, socioeconômicos, políticos, culturais, étnicos, etários, cognitivos e ambientais) e ter em mente que, independentemente das diversidades encontradas, o ato de educar em nutrição propicia a adição de novos conhecimentos e vivências a conhecimentos e vivências anteriores e à realidade dos participantes[2,3,8,9,22,23,37,40-44]. Esse processo deve ser visto como ferramenta encorajadora, que contribui significativamente para o estabelecimento de subsídios a serem utilizados pelos participantes à frente de momentos de adversidades, assim como diante da necessidade de realizar escolhas conscientes[20,37].

Atividades de EAN possibilitam o autoconhecimento, a exploração do meio, a compreensão de situações e a consolidação de reações. Por meio das atividades lúdicas, a criança e o adolescente podem readquirir a autoconfiança perdida[45] enquanto se divertem, aprendem, criam, recriam e se relacionam com o mundo[46]. Além disso, a EAN permite a interação entre os participantes, estimula a formação de opiniões, propicia a troca de experiências e cria um ambiente agradável, aumentando a aceitação e o interesse pelos temas desenvolvidos[47].

Considerações finais

Estudos científicos e a prática clínica apontam que intervenções de EAN em pediatria que trabalhem o aumento da consciência quanto à forma e à escolha alimentar interferem no desenvolvimento humano e, por consequência, em sociedade, resultando em impactos positivos, como o desenvolvimento intelectual, psicossocial e comportamental, que são vistos no presente e espera-se que sejam mantidos no futuro[9,12,16,48-50].

Nesse contexto, a educação ativa em saúde deve ser vista como ponto de partida de intervenções em pediatria e ser realizada em diferentes esferas ambientais, além de continuamente executada, avaliada e amplificada. Deve-se considerar que os indivíduos apresentam importante papel para o sucesso ou fracasso da obtenção consistente do objetivo inicial (pacientes, cuidadores, familiares, professores, amigos e profissionais da área da saúde), levando-se em conta não apenas o perfil epidemiológico, mas também social, cultural, econômico e político, para que seja possível discutir suas possibilidades e limites, promover habilidades e, por consequência, a saúde e a segurança alimentar e nutricional[1-3,9,12,15,22,25].

Referências

1. Brasil. Ministério do Desenvolvimento Social e Combate à Fome. Marco de referência de educação alimentar e nutricional para as políticas públicas. Brasília, DF: MDS; Secretaria Nacional de Segurança Alimentar e Nutricional; 2012.
2. Vincha KRR, Vieira VL, Guerra LDS, Botelho FC, Pava-Cárdenas A, Cervato-Mancuso AM. "Então não tenho como dimensionar": um retrato de grupos educativos em saúde na cidade de São Paulo, Brasil. Cad Saúde Pública 2017;33(9):e00037116.
3. Casemiro JP, Fonseca ABC, Machado ECS, Peres SC. Impasses, desafios e as interfaces da educação alimentar e nutricional como processo de participação popular. Trab Educ Saúde 2015;13(2):493-514.
4. Cervato-Mancuso AM, Vincha KRR, Santiago DA. Educação alimentar e nutricional como prática de intervenção: reflexão e possibilidades de fortalecimento. Physis 2016;26(1): 225-49.
5. Juzwiak CR. Era uma vez... um olhar sobre o uso dos contos de fada como ferramenta de educação alimentar e nutricional. Interface (Botucatu) 2013;17(45):473-84.
6. Boog MCF. Educação nutricional: passado, presente, futuro. Rev Nutr 1997;10(1):5-19.
7. Santos LAS. Educação alimentar e nutricional no contexto da promoção de práticas alimentares saudáveis. Rev Nutr 2005;18(5):681-92.
8. Botelho FC, Guerra LDS, Pava-Cárdenas A, Cervato-Mancuso AM. Estratégias pedagógicas em grupos com o tema alimentação e nutrição: os bastidores do processo de escolha. Ciênc Saúde Colet 2016;21(6):1889-98.
9. Machado AP, Lima BM, Laureno MG, Silva PHB, Tardin GP, Reis PS et al. Educational strategies for the prevention of diabetes, hypertension, and obesity. Rev Assoc Med Bras 2016;62(8):800-8.
10. Rangel CN, Nunn R, Dysarz F, Silva E, Fonseca AB. Teaching and learning about food and nutrition through science education in Brazilian schools: an intersection of knowledge. Ciênc Saúde Colet 2014;19(9):3915-24.
11. Almeida ER, Moutinho CB, Leite MTDS. A prática da educação em saúde na percepção dos usuários hipertensos e diabéticos. Saúde Debate 2014;38:328-37.
12. Bassichetto KC, Réa MF. Aconselhamento em alimentação infantil: um estudo de intervenção. J Pediatr; 2008:84(1).

13. Cervato-Mancuso AM. Elaboração de programas de educação nutricional. In: Diez-Garcia RW, Cervato-Mancuso AM. Mudanças alimentares e educação nutricional. Rio de Janeiro: Guanabara Koogan; 2011. p. 187-97.
14. Bosi MLM, Teixeira MJ. Binge eating under a complex reading: subsidies for the praxis of food and nutrition education. Rev Nutr 2016;29(6):899-915.
15. Recine E, Porto EBS, Fernandez PM, Pereira MR. Análise de planos de ensino de educação (alimentar e) nutricional nos cursos de nutrição. Rev Nutr 2016;29(6).
16. Wolfe WS, Scott-Pierce M, Dollahite J. Choose health: food, fun, and fitness youth curriculum promotes positive behaviors. J Nutr Educ Behav 2017 Nov 20;S1499-4046(17)30891-6. [Epub ahead of print]
17. Moscovici S. A representação social da psicanálise. Rio de Janeiro: Zahar; 1978.
18. Miranda FAN, Furegato ARF. Representações sociais da atuação do enfermeiro psiquiátrico no cotidiano. Psicol Teor Prat 2004;6(n.º esp.):67-78.
19. Siqueira ASE, Siqueira-Filho AG, Land MGP. Análise do impacto econômico das doenças cardiovasculares nos últimos cinco anos no Brasil. Arq Bras Cardiol 2017:109(1).
20. Núcleo Ciência pela Infância. O impacto do desenvolvimento na primeira infância sobre a aprendizagem. 2014 [acesso em 4 dez 2017]. Disponível em: http://www.mds.gov.br/webarquivos/arquivo/crianca_feliz/Treinamento_Multiplicadores_Coordenadores/IMPACTO_DESENVOLVIMENTO_PRIMEIRA%20INFaNCIA_SOBRE_APRENDIZAGEM.pdf.
21. Almeida BGM. Socialização e regras de conduta para adolescentes internados. Tempo Soc 2013;25(1):149-67.
22. Baldasso JG, Galante AP, Ganen AP. Impacto das ações de um programa de educação alimentar e nutricional em uma população de adolescente. Rev Nutr 2016;29(10):65-75.
23. Horta PM, Ferreira AD, Santos lC. Impacto de um programa de educação nutricional em adolescentes estudantes da rede pública. Rev APS 2012;15(2):185-91.
24. Boog MCF. Educação em nutrição: integrando experiências. Campinas: Komedi; 2013.
25. Brasil. Ministério da Saúde. Política Nacional de Alimentação e Nutrição (PNAN). Série B. Textos Básicos de Saúde. Brasília: Ministério da Saúde; 2012.

26. Contento IR, Randell JS, Basch CE. Review and analysis of evaluation measures used in nutrition education intervention research. J Nutr Educ Behav 2002;34(1):2-25.
27. Micali FG, Diez-Garcia RW. Instrumento imagético de educação alimentar e nutricional para promoção da alimentação saudável. Rev Nutr 2016;29(6):917-28.
28. Muller MJ, Mast M, Asbeck I, Langnase K, Grund A. Preventions of obesity: it is possible? Obes Rev 2001;2(1):15-28.
29. Cullen KW, Smalling AL, Thompson D, Watson KB, Reed D, Konzelmann K. Creating healthful home food environments: results of a study with participants in the expanded food and nutrition education program. J Nutr Educ Behav 2009;41:380-8.
30. Diep CS, Chen TA, Davies VF, Baranowski JC, Baranowski T. Influence of behavioral theory on fruit and vegetable intervention effectiveness among children: a meta-analysis. J Nutr Educ Behav 2014;46:506-46.
31. Linda KK, Rodrigues E, Yoon J, Ravidran R. A brief community-based nutrition education intervention combined with food baskets can increase fruit and vegetable consumption among low-income latinos. J Nutr Educ Behav 2016;48(9):609-17.
32. Pollan M. In defence of food. New Scientist 2008;197(2644):50-77.
33. Philippi ST. Alimentação saudável e a pirâmide dos alimentos. In: Philippi ST. Pirâmide dos alimentos: fundamentos básicos da nutrição. Barueri: Manole; 2008. p. 3-29.
34. Boog MCF. Educação nutricional em serviços públicos de saúde. Cad Saúde Pública 1999;15 Supl 2:139-47.
35. Nascimento AG, Ulrich NH. Melhorando a aceitação alimentar. In: Silva APA, Corradi GA, Zamberlan P. Manual de dietas hospitalares em pediatria: guia de conduta nutricional. São Paulo: Atheneu; 2006. p. 37-41.
36. Nascimento AG. Humanização na nutrição. In: Silva APA, Forte MJP, Juliani RCTP, Azevedo SDR. Instituto da Criança 30 anos: ações atuais na atenção interdisciplinar em pediatria. São Caetano do Sul, SP: Yendis; 2006. p. 135-52.
37. Daniel NVS, Jürgensen LP, Padovani RC, Juzwiak CR. Impact of an interdisciplinary food, nutrition and health education program for adolescent Brazilian volleyball players. Rev Nutr 2016;29(4):567-77.

38. Diez-Garcia RW, Castro IRR. A culinária como objeto de estudo e de intervenção no campo da alimentação e nutrição. Ciênc Saúde Colet 2011; 16(1):91-8.
39. Toassa EC, Leal GVS, Wen CL, Philippi ST. Atividades lúdicas na orientação nutricional de adolescentes do Projeto Jovem Doutor. Nutrire Rev Soc Bras Aliment Nutr 2010;35(3):17-27.
40. Fitzpatrick SL, Dickins K, Avery E, Ventrelle J, Shultz A, Kishen E et al. Effect of an obesity best practice alert on physician documentation and referral practices. Rev Tbm 2017;881-90.
41. Gripshover SJ, Markman EM. Teaching young children a theory of nutrition: conceptual change and the potential for increased vegetable consumption. Psychol Sci 2013;24:1541-53.
42. Houts PS, Doak CC, Doak LG, Loscalzo MJ. The role of pictures in improving health communication: a review of research on attention, comprehension, recall, and adherence. Patient Educ Couns 2006;61(2):173-90.
43. Nicholson JS, Barton JM, Simons AL. Ability to categorize food predicts hypothetical food choices in head start preschoolers. J Nutr Educ Behav 2017 Nov 20;S1499-4046(17)30945-4. [Epub ahead of print]
44. Pereira AFL. As tendências pedagógicas e a prática educativa nas ciências da saúde. Cad Saúde Pública 2003;19(5):1527-34.
45. Kudo AM. A criança e o adolescente hospitalizados. In: Silva APA, Corradi GA, Zamberlan P. Manual de dietas hospitalares em pediatria: guia de conduta nutricional. São Paulo: Atheneu; 2006. p. 31-5.
46. Pontes TE, Costa TF, Marum ABRF, Brasil ALD, Taddei JAAC. Orientação nutricional de crianças e adolescentes e os novos padrões de consumo: propaganda, embalagens e rótulos. Rev Paul Pediatr 2009;27(1):99-105.
47. Koehnlein EA, Salado GA, Yamada NA. Adesão à reeducação alimentar para perda de peso: determinantes, resultados e percepção do paciente. Rev Bras Nutr Clin 2008;23(1):56-65.
48. Contento IR, Balch GI, Bronner YL, Lytle LA, Maloney SK, Olson CM et al. The effectiveness of nutrition education and implications for nutrition education policy, programs, and research: a review of research. J Nutr Educ 1995;27:279-418.
49. Sahota P, Rudolf MC, Dixey R, Hill AJ, Barth JH, Cade J. Randomized controlled trial of primary school based intervention to reduce risk factors for obesity. BMJ 2001;323(7320):1029-32.

50. Thomson CA, Ravia J. A systematic review of behavioral interventions to promote intake of fruit and vegetables. J Am Diet Assoc 2011;111:1523-35.

Capítulo 2

Comportamento alimentar em pediatria

Glauce Hiromi Yonamine
Carla Aline Fernandes Satiro

Introdução

O comportamento alimentar envolve as ações relacionadas ao ato de se alimentar, isto é, o que se come, como, com quem, onde e por que comemos[1]. Esse comportamento começa a ser formado logo após o nascimento, e sabe-se que os hábitos alimentares adquiridos na infância estão relacionados com a alimentação ao longo da vida.

Neste capítulo, discutiremos os principais aspectos envolvidos no comportamento alimentar em pediatria. Para abordar didaticamente esse tema, o capítulo foi dividido em tópicos: "Divisão de responsabilidades na alimentação"; "Aspectos relacionados aos cuidadores"; "Aspectos relacionados às crianças e adolescentes"; e "O papel do nutricionista".

Divisão de responsabilidades na alimentação

As crianças têm uma habilidade inata para se alimentar. Por isso é fundamental que elas participem ativamente da sua alimentação.

A autora Ellyn Satter[2] defende uma divisão de responsabilidades na alimentação infantil em que os pais são responsáveis por definir o que a criança vai comer, além de estabelecerem quando e onde serão realizadas as refeições; por sua vez, as crianças e os adolescentes são responsáveis por definir o quanto e se vão comer.

Sabe-se que os bebês possuem uma capacidade inata de autorregulação da ingestão alimentar. Dessa forma, os pais devem guiar a formação do hábito alimentar das crianças com a confiança de que estas sabem se devem comer e o quanto devem comer, respeitando seus sinais de fome e saciedade.

Aspectos relacionados aos cuidadores

A avaliação do estilo de alimentação dos cuidadores auxilia na identificação de como estes se comportam em relação à divisão de responsabilidades de alimentação. Kerzner et al. (2015)[3] definem quatro estilos de cuidadores:

1. **Cuidadores responsivos:** geralmente seguem o conceito de divisão de responsabilidades já mencionado anteriormente. Guiam a refeição em vez de controlá-la, estabelecem limites, são modelos para a alimentação, conversam sobre esta de forma positiva e respondem aos sinais da criança em relação ao alimentar-se. É o estilo preferível.
2. **Cuidadores controladores:** ignoram os sinais de fome e saciedade da criança e podem utilizar força, punição ou recompensas inapropriadas para obrigar a criança a comer.
3. **Cuidadores permissivos:** fazem as vontades da criança. Tendem a alimentá-la quando esta determina e oferecem o que ela pede, geralmente preparando refeições especiais ou vários tipos de preparações. Este tipo de cuidador não estabelece limites à criança.
4. **Cuidadores negligentes:** abandonam a responsabilidade de alimentação à criança e podem falhar em oferecer alimentos ou estabelecer limites. Quando alimentam seus bebês, não estabelecem contato com o olhar e podem parecer desconectados. As crianças mais velhas geralmente são deixadas para se alimentar por conta própria.

É possível diferenciar os estilos de alimentação, realizando três questionamentos aos cuidadores[3]:

1. O quanto você está ansioso sobre a alimentação do seu filho?
2. Como você descreve o que acontece durante as refeições?
3. O que você faz quando o seu filho não come?

Esse exemplo pode ser adaptado de acordo com o grau de parentesco dos cuidadores e das crianças.

As respostas dos cuidadores negligentes serão vagas, cuidadores controladores descreverão pressionar/forçar seu filho a comer e cuidadores permissivos afirmarão que a criança implora pela preparação de determinados alimentos. Também é possível avaliar o momento da refeição, solicitando para os cuidadores gravarem uma parte dessas refeições[3].

Quando há mais de um cuidador, é importante verificar se há diferentes estilos de alimentação e abordar cada um deles. Por exemplo, a mãe pode ser controladora e o pai pode ser permissivo, o que gera discussões na consulta e discordância entre o casal. Existem diversas realidades; muitas crianças, por exemplo, ficam aos cuidados dos avós, de babás ou ficam na escola em tempo integral, têm pais separados e alternam as casas em que moram, entre outras situações. É importante que todos estejam cientes das orientações e que procurem colaborar para que o tratamento seja bem-sucedido. Solicitar o comparecimento desses cuidadores à consulta ou enviar-lhes uma "carta" pode ser útil.

Após determinar qual o estilo de alimentação dos cuidadores, é possível direcionar melhor as estratégias de intervenção. A seguir, descrevemos situações comuns na prática clínica (Quadro 1) para cada estilo de alimentação e as respectivas condutas. Com isso, os cuidadores começam a perceber que eles mesmos devem fazer mudanças para que consigam os resultados esperados.

O objetivo do tratamento é direcionar os cuidadores para o estilo de alimentação responsiva, o qual envolve as seguintes ações para os familiares e cuidadores: o que a criança vai comer, quando a criança vai comer, onde a criança vai comer, como a criança vai comer e por que a criança vai comer.

Quadro 1 Exemplos de estilo de alimentação e estratégias para a mudança.

Estilo de alimentação	Exemplo	Estratégia para a mudança
Cuidadores controladores	Falam para a criança que ela só pode sair da mesa quando "limpar" o prato e a ameaçam com algum tipo de punição (proibição de televisão / videogame, castigo etc.)	É importante demonstrar para os cuidadores que a relação com a alimentação deve ser prazerosa e positiva; as crianças não devem comer por obrigação. É possível exemplificar aos cuidadores: "Quando alguém o obriga a fazer determinada tarefa, você fica feliz e faz com prazer?"
Cuidadores permissivos	Oferecem mamadeira com leite quando a criança acorda chorando de madrugada e/ou quando recusa almoço e jantar	Nestes casos, os cuidadores precisam entender que essa maneira de "resolver" o problema é apenas paliativa, isto é, pode até deixá-los tranquilos porque a criança voltou a dormir e não fez escândalo de choro e/ou porque ficou alimentada e não vai passar fome; entretanto, muito provavelmente o problema se repetirá no dia seguinte

O que a criança vai comer
- Servir alimentos adequados de acordo com a faixa etária.
- Ser responsável por determinar a compra e a disponibilidade de alimentos adequados.
- Ser responsável pelo preparo dos alimentos.
- Disponibilizar a mesma refeição para todos os familiares.
- Evitar a categorização de alimentos em "bons e ruins". Manter uma atitude agradável e neutra perante os alimentos.

Quando a criança vai comer
- Fornecer refeições encorajando o apetite:
  - limitar a duração das refeições (20 a 30 minutos);
  - 4 a 6 refeições / lanches ao dia, com apenas água nos intervalos.
- Evitar a oferta de líquidos (exceto água) e outros alimentos entre as refeições e lanches (ou seja, evitar "beliscos").
- Quando possível, permitir que a criança monte seu próprio prato.

Onde a criança vai comer
- Estimular a realização de refeições em família e em ambiente agradável.
- Comer sentado à mesa, sem distrações (televisão, celular, *tablet* etc.).

Como a criança vai comer
- Ser exemplo. Passo a passo, ensinar às crianças, por exemplo, como se comportar durante as refeições.
- Estimular a mastigação, comer com atenção e com prazer.
- Deixar o talher "descansar" enquanto a criança come, para incentivar a mastigação adequada; usar utensílios adequados à faixa etária, como pratos e talheres menores.
- Tolerar a "bagunça" no momento das refeições, de acordo com a idade da criança.
- No caso de crianças maiores, encorajar a criança a se alimentar (não oferecer os alimentos na boca).

Por que a criança vai comer
- Trabalhar questões emocionais que interferem na alimentação, como a ansiedade.
- Não utilizar alimentos como forma de "compensação" emocional.
- Estimular a criança a reconhecer as sensações de fome e saciedade.

Aspectos relacionados às crianças e adolescentes

Neste tópico, abordaremos os aspectos relacionados à influência do tipo de dificuldade alimentar e das diferentes faixas etárias com o comportamento alimentar em pediatria.

Dificuldades alimentares

Em relação às dificuldades alimentares, estas podem ser classificadas em três principais categorias: crianças que não comem o suficiente (apetite limitado), crianças que comem pouca variedade de alimentos (seletividade) e crianças com medo de se alimentar[2]. Em cada categoria, existem subcategorias (Quadro 2).

De acordo com o tipo de dificuldade alimentar e a gravidade, é possível selecionar a intervenção mais apropriada. Em alguns casos, a criança pode apresentar mais de um problema alimentar e é necessário estabelecer prioridades de intervenção[2].

Em todas as categorias, é possível constatar que existem as subcategorias denominadas "erro de percepção" e "orgânica". De maneira geral, se houver erro de percepção, é importante acalmar os pais e verificar suas expectativas e ansiedades a fim de tranquilizá-los quanto à normalidade da situação. As causas orgânicas devem ser avaliadas e tratadas[3]; entretanto, não serão abordadas neste capítulo.

As demais subcategorias serão discutidas a seguir.

Crianças com apetite limitado

1. **Energéticas:** são crianças ativas, curiosas e que estão mais interessadas em brincar e falar do que em comer. Não conseguem ficar sentadas à mesa para comer, comem em pequenas quantidades e frequentemente não apresentam bom ganho de peso. **Conduta:** auxiliar a reconhecer e responder adequadamente aos sinais de fome e sa-

Quadro 2 Classificação das dificuldades alimentares.

Apetite limitado	Seletividade	Medo de se alimentar
Erro de percepção	Erro de percepção ■ Neofobia	Erro de percepção ■ Cólica
Energética	Seletividade leve	Lactente
Apática	Seletividade grave ■ Autismo	Criança mais velha
■ Orgânica ■ Estrutural ■ Gastrintestinal ■ Cardiorrespiratória ■ Neural ■ Metabólica	Orgânica ■ Atraso do desenvolvimento ■ Disfagia	Orgânica ■ Causas de dor ■ Esofagite ■ Motilidade alterada ■ Hiperalgesia visceral ■ Uso de sonda

Fonte: Kerzner et al. (2015)[3].

ciedade. Estabelecer horários regulares para alimentação, sem "beliscos" nos intervalos entre as refeições. Estabelecer regras e limites para as refeições.
2. **Apáticas:** crianças inativas, desinteressadas tanto pela alimentação como pelo ambiente e que podem não ter uma boa interação com os cuidadores. Em muitos casos, pode haver desnutrição. **Conduta:** suporte de um profissional experiente em alimentação. Pode ser necessário realizar internação ou inserção em programas de intervenção contra desnutrição[3].

Crianças com seletividade
1. **Seletividade leve:** crianças que aceitam menor número de alimentos do que a média, mesmo com exposições repetidas. Em geral, crescem normalmente e apresentam consumo adequado de energia e nutrientes. Este comportamento pode gerar consequências em longo prazo, dependendo de como os pais lidam com o problema. **Conduta:** os pais devem ser modelo de alimentação, dar nomes interessantes aos alimentos, envolver a criança na compra e preparo destes e apresentá-los de forma atrativa.
2. **Seletividade grave:** ocorre quando há aceitação de poucos alimentos na dieta (menos do que 10 a 15 alimentos) e é considerada um transtorno alimentar. As crianças podem apresentar aversão a categorias inteiras de alimentos em relação a sabor, textura, cheiro, temperatura e/ou aparência. Algumas crianças podem apresentar outras aversões (barulho, iluminação, texturas). **Conduta:** terapia comportamental intensa e sistemática. Exemplos: manutenção da cadeia alimentar (substituir um alimento por outro semelhante gradativamente) e modificação gradativa de sabor, cor, textura, além de exposição ao alimento em conjunto com estratégias de reforço positivo.

Crianças com medo de se alimentar
1. **Lactentes:** o bebê parece ter fome e vontade de se alimentar, entretanto aparenta ter dor logo após iniciar as mamadas e recusa a alimentação. Se a mamada ocorre quando está sonolento, parece acei-

tar bem. Com o tempo, o bebê começa a chorar só de perceber que a alimentação será oferecida. **Conduta:** o médico deve tratar a causa de dor e eliminar o medo. Inicialmente, a alimentação pode ser realizada quando a criança estiver adormecendo, permitindo com que se forneça nutrição adequada. O ambiente de alimentação e os utensílios (mamadeira, copos, talheres) podem ser modificados para melhorar a aceitação dos alimentos.

2. **Crianças:** ocorre em crianças que engasgam, apresentam náuseas ou vômitos com alimentos e param de comer. **Conduta:** a criança deve ser tranquilizada. Pode ser utilizado ansiolítico, reforço positivo com recompensa (por exemplo: selos, estrelinhas, carimbos), terapia cognitivo-comportamental ou encaminhamento para psiquiatra. Além disso, os suplementos líquidos orais são geralmente necessários para apoiar a criança nutricionalmente.

Faixas etárias

Quanto às peculiaridades relacionadas ao comportamento alimentar nas diferentes faixas etárias, podemos citar exemplos das principais queixas dos pais no consultório e estratégias de intervenção para lactentes, pré-escolares e adolescentes.

Lactentes

1. **Queixa dos pais:** o paciente mama toda hora e chora o tempo todo. Como já citado anteriormente, pode se tratar de um erro de percepção. Os pais, que muitas vezes ainda estão ansiosos e inseguros, precisam aos poucos identificar os diferentes tipos de choro do bebê, e não associar todo choro à alimentação. Além disso, é importante verificar se as técnicas de aleitamento materno estão adequadas (pega, oferta do leite anterior e posterior etc.). Caso esteja em uso de fórmula infantil, verificar a diluição adequada desta, o utensílio utilizado para sua administração e aceitação do bebê.
2. **Queixa dos pais:** dificuldade na introdução da alimentação complementar (o bebê não aceita os alimentos oferecidos, joga os alimentos no chão, não come "quase nada").

É importante que o profissional que acompanha esses pacientes identifique sinais de ansiedade nos pais e cuidadores, pois se trata de um momento muito esperado por eles. O ideal é que essas crianças sejam avaliadas do ponto de vista neuropsicomotor para verificar se de fato estão prontas para a introdução de alimentos.

Inicialmente é importante verificar qual é a expectativa dos pais com relação à quantidade de alimentos que o lactente irá consumir nessa fase inicial da introdução alimentar, a fim de evitar uma possível situação de erro de percepção. O profissional pode utilizar ferramentas de educação nutricional que mostram a capacidade gástrica nos primeiros meses de vida do lactente, e também explicar o sistema de autorregulação do bebê, que deve ser respeitado.

Além disso, vale ressaltar que se trata de uma fase de descobertas, com novos sabores, texturas, utensílios e, por isso, é importante respeitar o tempo e a evolução do bebê. A alimentação é complementar ao leite materno.

Pré-escolares
1. **Queixa dos pais:** neofobia e seletividade.
   Conforme citado anteriormente, a neofobia e a seletividade são as principais queixas relacionadas ao atendimento de pré-escolares. Além dos tópicos já abordados neste capítulo, seguem alguns pontos práticos importantes no atendimento dessa população:
   - A redução no apetite é comum nesta faixa etária, considerando a redução fisiológica na velocidade de crescimento e no ganho de peso, característica dos pré-escolares.
   - O uso de ferramentas como o diário alimentar pode ser uma boa estratégia para identificar a real aceitação alimentar da criança e questões relacionadas à ansiedade ou expectativa dos familiares, para verificar uma possível situação de erro de interpretação.
   - Considerar questões como a temperatura dos alimentos.
   - Nesta faixa etária é possível fazer diversos combinados com a criança. Durante a consulta, o nutricionista pode mostrar imagens ou réplicas de alimentos e sugerir que a criança escolha alguma op-

ção para experimentar. O profissional pode ter muita criatividade e elaborar "contratos" em que o paciente assina todas as metas combinadas durante a consulta. É importante, sempre que possível, que a criança participe da escolha das metas. Essa estratégia também pode ser utilizada com os escolares (6 a 10 anos).

- Porém, o profissional deve ter um olhar amplo para a avaliação da recusa alimentar de pré-escolares e escolares, e procurar identificar quando a criança está "manipulando" a refeição com o objetivo de expressar suas próprias vontades e ganhar a atenção dos pais, ou mesmo o preparo de alimentos diferentes e específicos para a aceitação dela. Os pais devem estabelecer limites nesses casos.

Dicas para estimular o consumo de novos alimentos
- Conversar com os familiares sobre a importância de "ser exemplo": a família deve consumir os mesmos alimentos que são oferecidos às crianças. As refeições em família devem ser sempre incentivadas.
- Cuidado com "as falas" durante as refeições. Comentários negativos dos pais podem desestimular o consumo dos alimentos disponíveis na refeição. Não obrigar a criança a comer e evitar situações de estresse/conflito durante as refeições.
- Não substituir refeições por leite ou outro alimento da preferência da criança e que não façam parte daquela refeição.
- Envolver as crianças nas diversas etapas de preparo dos alimentos: plantar, comprar, cozinhar etc. Evitar que a criança tenha contato com o alimento apenas no momento da refeição, pois isso minimiza o impacto do "novo" e familiariza a criança com diferentes alimentos em sua versão intacta, antes do preparo.
- Oferecer o mesmo alimento diversas vezes, em momentos diferentes, em variadas formas de preparo, em combinações culinárias diversificadas.
- Ter os alimentos de menor aceitação sempre disponíveis em casa e garantir o fácil acesso da criança. Exemplo: fruteira de chão.
- Não utilizar estratégias de chantagem para que a criança experimente ou consuma os alimentos.

Adolescentes

1. **Queixa dos pais:** não obedecem, estão rebeldes.
   A abordagem com os adolescentes tem algumas características específicas. É importante considerar as questões relacionadas ao desenvolvimento puberal e à aceitação do corpo, além das questões emocionais e a busca por independência e autonomia. Considerar também o grupo de amigos e o ambiente em que o adolescente está inserido.
   Algumas inadequações nutricionais são comumente conhecidas nessa faixa etária, como a omissão do café da manhã e o consumo de *fast-food*.
   Justamente pela questão da autonomia, o nutricionista deve discutir e negociar as mudanças na alimentação diretamente com o adolescente.
   Os pais têm participação importante nas questões relacionadas ao fornecimento de dinheiro para compra de alimentos fora de casa e à disponibilidade de alimentos em casa. Porém, é importante responsabilizar o adolescente pela alimentação, inclusive pela escolha e preparo.

O papel do nutricionista

O nutricionista tem papel importante na condução das famílias para a formação de hábitos alimentares saudáveis, mas esse papel vai além do que se considera tradicionalmente como função do nutricionista (por exemplo, realizar avaliação nutricional, entregar cardápios, fornecer impressos).

Seguem alguns dos principais pontos que o nutricionista precisa considerar no atendimento de crianças:

- Elaborar uma anamnese com o uso de perguntas abertas e fechadas, de acordo com o principal objetivo da consulta. Ter cuidado com a indução; por isso, é importante deixar que o paciente fale durante a consulta para evitar que se percam informações.

- É fundamental ter empatia. Sentir-se escutado faz parte do vínculo, e isso é fundamental no atendimento dessas famílias.
- O nutricionista deve estar preparado para lidar com diversos sentimentos dos pais e familiares como a ansiedade, expectativa, culpa e frustração; deve-se acolher as questões sem julgamento para conseguir fazer a melhor orientação.
- É indispensável conhecer detalhadamente a rotina da família, quem compra, cozinha e fornece os alimentos para a criança. Isso ajuda na definição da conduta e no estabelecimento de um tratamento real, individualizado e factível à realidade daquela família.
- Acreditar na criança e na família. Se o profissional não acreditar na possibilidade de mudança dessa família, dificilmente eles farão o mesmo.
- É importante identificar o estágio de mudança da criança e dos familiares (isto é, qual o nível de comprometimento com o tratamento e para realizar mudanças), identificar as principais crenças para que se possa gradualmente desfazer cada uma delas e, dessa forma, progredir no tratamento nutricional.
- O nutricionista não necessariamente deve falar o que o paciente precisa e, sim, escutar o caso, acolher todas as questões trazidas na consulta e estimular o paciente para que aos poucos identifique os principais pontos necessários para a mudança. Nesse sentido, deve ajudar os pais a visualizar quando estão colocando a responsabilidade da alimentação adequada de seus filhos na própria criança ou no profissional de saúde que acompanha o caso.
- As orientações devem ser graduais, de acordo com o ritmo de cada criança e sua família. Não se deve fornecer todas as orientações e sugerir muitas mudanças em uma única consulta.
- Estimular a participação ativa da criança e da família no tratamento. Envolvê-los nas escolhas das metas, caso seja essa a estratégia nutricional. Vale ressaltar pontos importantes no estabelecimento das metas: específica, mensurável, alcançável, relevante.
- O profissional precisa se reinventar e se adaptar de acordo com a faixa etária da criança e do adolescente. A linguagem, os instrumentos

de educação nutricional e as estratégias de cada consulta variam muito de acordo com a idade da criança. O nutricionista deve ser criativo.
- Parabenizar cada pequena vitória. Muitas vezes os pais e/ou as crianças não conseguem identificar as mudanças e melhoras.
- O trabalho com uma equipe multiprofissional é fundamental: médico, psicólogo, fonoaudiólogo e outros profissionais podem contribuir muito para o sucesso do tratamento.

Considerações finais

Este capítulo fornece ferramentas para auxiliar na individualização de estratégias de orientação nutricional, considerando-se as características dos cuidadores e das crianças e adolescentes. O conhecimento das diversas particularidades da infância e adolescência, da realidade das famílias e a condução da consulta de forma a guiá-las para mudanças graduais, e não impositivas no comportamento alimentar, são estratégias fundamentais para promover a adesão ao tratamento.

Referências

1. Alvarenga M, Koritar P. Atitude e comportamento alimentar: determinantes de escolhas e consumo. In: Alvarenga M, Figueiredo M, Timerman F, Antonaccio C. Nutrição comportamental. Barueri: Manole; 2015.
2. Satter EM. The feeding relationship. J Am Diet Assoc 1986;86(3):352-6.
3. Kerzner B, Milano K, MacLean WC Jr, Berall G, Stuart S, Chatoor I. A practical approach to classifying and managing feeding difficulties. Pediatrics 2015;135(2):344-53.

Bibliografia consultada

1. American Academy of Pediatrics. Healthy children.org [acesso em 8 mar 2018]. Disponível em: https://www.healthychildren.org.
2. Ramos M, Stein LM. Desenvolvimento do comportamento alimentar infantil. J Pediatr (RJ) 2000;76(Supl.3):s229-37.

Capítulo 3

Desenvolvimento neuropsicomotor na primeira infância

Maristela Trevisan Cunha

Introdução

O desenvolvimento neuropsicomotor é o resultado da interação entre fatores genéticos, biológicos e ambientais. Segue uma ordem cronológica evolutiva de acordo com etapas distintas e previsíveis, caracterizadas por mudanças nas habilidades e nos padrões de movimento que ocorrem durante a vida. Os fatores biológicos podem influenciar o desenvolvimento em curto e longo prazos, uma vez que interferem na formação e na maturação dos diversos sistemas desde a idade gestacional[1,2].

Sabe-se que o surgimento de movimentos e seu posterior controle ocorrem em uma direção craniocaudal e proximodistal, porém esse processo não se apresenta de forma linear, incluindo períodos de equilíbrio e desequilíbrio. Apesar disso, costuma cumprir uma sequência ordenada e até previsível de acordo com a idade[3].

Diversos fatores, porém, podem colocar em risco o curso normal do desenvolvimento de uma criança. Definem-se como fatores de risco uma série de condições biológicas ou ambientais que aumentam a probabilidade de déficits no desenvolvimento neuropsicomotor da criança[3,4].

Dentre as principais causas de atraso motor encontram-se: baixo peso ao nascer, distúrbios cardiovasculares, respiratórios e neurológicos, infecções neonatais, desnutrição, baixas condições socioeconômicas, nível educacional precário dos pais e prematuridade. Quanto maior o número de fatores de risco atuantes, maior será a possibilidade do comprometimento do desenvolvimento[5].

A repercussão do baixo peso ao nascer sobre o desempenho motor de lactentes a termo, pequenos para a idade gestacional, foi avaliada, comparando-os com bebês de peso adequado para a idade gestacional. O peso ao nascimento influenciou o desempenho motor, favorecendo o grupo de recém-nascidos (RN) com peso adequado[6]. Em outro estudo, resultados referentes ao desempenho mental e motor de bebês no 24º mês de vida também foram atribuídos ao baixo peso ao nascer. Além disso, o desempenho dos bebês foi associado com a pobre estimulação ambiental e condição socioeconômica desfavorável[3,5].

Outro fator associado ao atraso no desenvolvimento infantil é a desnutrição. Mesmo crianças que não apresentam sequelas graves podem demonstrar comprometimento em algumas áreas do seu desenvolvimento neuropsicomotor, o que prejudica o funcionamento intelectual. O efeito da desnutrição leve sobre o desenvolvimento neuropsicomotor de lactentes confirmou uma tendência de prejuízo nas áreas da linguagem e sociabilidade[7]. As intervenções nos primeiros anos de vida podem auxiliar nos ganhos do desenvolvimento humano e prevenir as incapacidades ou condições indesejáveis; os indivíduos que mais necessitam de intervenção são bebês e crianças de até 3 anos de vida com alto risco de atraso mental e no desenvolvimento[3].

Um estudo com bebês provenientes de creches – onde os cuidados básicos com a criança são higiene e alimentação e, em geral, há deficiência do estímulo do desenvolvimento – foi feito a partir da aplicação de um programa de intervenção. Esse programa incluía exercícios de acompanhamento visual, manipulação e atividades para ganho de postura, realizados durante 15 minutos por uma fisioterapeuta. Foram observadas mudanças positivas no comportamento e na aprendizagem dos bebês após dez sessões[8]. Já em um programa de intervenção domiciliar administrado pelos pais, o qual incluía uma variedade de técnicas de estimulação tátil e vestibulocinestésica como massagem, movimentos de embalar e abraçar, os efeitos em curto prazo se relacionaram ao maior ganho de peso, maturação neurológica e melhora do desempenho no teste mental de Bayley (*Bayley mental test*)[9].

Levando-se em conta a importante relação entre nutrição e desenvolvimento infantil, os efeitos deletérios da desnutrição e a elevada eficácia das intervenções realizadas nos primeiros anos de vida, este capítulo tem por objetivo abordar o desenvolvimento neuropsicomotor do bebê e sua relação com o estado nutricional, do primeiro ao quarto trimestre de vida da criança.

Desenvolvimento motor normal

A primeira infância é considerada o período do nascimento até a criança ser capaz de ficar em pé e andar. O neonato, essencialmente incapaz de encarar a gravidade, desenvolve de forma gradual a habilidade de alinhar os segmentos do corpo, tanto um segmento em relação ao outro quanto seu corpo em relação ao ambiente, alcançando o que é chamado de "postura normal". O ambiente gravitacional em que o bebê tem que viver é quase conquistado durante o primeiro ano. O recém-nascido, capaz de manter a cabeça firme apenas por alguns instantes, ganha a habilidade de sustentá-la em uma postura vertical. A postura flexionada dos recém-nascidos dá lugar à postura estendida da posição ereta. Com o passar do tempo, os bebês adquirem habilidades locomotoras: primeiro rolando, depois rastejando-se e engatinhando, posteriormente andando com apoio, até finalmente alcançar a importante marca da locomoção independente (Tabela 1)[10].

Os ganhos motores do primeiro ano de vida serão apresentados em quatro trimestres. Em cada um deles, o comportamento da criança será discutido para cada uma das quatro posições: a posição supina, a posição prona, sentada e em pé[10].

Primeiro trimestre: alinhamento da cabeça

A postura do neonato é caracterizada pela flexão, que lhe é atribuída pela postura flexionada imposta dentro do útero durante o período pré-natal e pelos níveis de desenvolvimento do sistema nervoso. Acre-

Tabela 1   Marcos do desenvolvimento motor para o primeiro ano de vida[10].

Conquistas funcionais	Idade de aquisição (em meses)	Variação normal de idade (em meses)
Mantém a cabeça ereta e firme	0,8	0,7 a 4
Vira-se da posição lateral para a supina	1,8	0,7 a 5
Senta-se com apoio	2,3	1 a 5
Vira-se da posição supina para a lateral	4,4	2 a 7
Senta-se sozinho momentaneamente	5,3	4 a 8
Rola da posição supina para a prona	6,4	4 a 10
Senta-se sozinho firmemente	6,6	5 a 9
Primeiros passos com apoio	7,4	5 a 11
Passa da posição sentada para ficar em pé	8,1	5 a 12
Anda com apoio	9,6	7 a 12
Em pé sozinho	11,0	9 a 19
Anda sozinho	11,7	9 a 17

dita-se que as regiões do cérebro responsáveis pelas habilidades motoras envolvidas na extensão do corpo contra a força da gravidade não estejam completamente desenvolvidas nesse período[10].

Embora essa postura flexora inicial coloque o bebê em uma posição que dificulta seus movimentos, o RN pode desenvolver uma das mais importantes e básicas habilidades – a de levantar e girar a cabeça de um lado para o outro. Esse é o primeiro movimento ativo do bebê contra a gravidade e é realizado usando-se uma combinação de músculos que estendem e giram o pescoço. Trata-se do principal ganho do primeiro trimestre[10].

A posição supina

Quando o bebê está em posição supina, a cabeça e a parte superior do tronco descansam em uma superfície de apoio com a cabeça virada para um lado (Figura 1). A parte inferior do tronco em geral está flexionada, de modo que as nádegas não tocam completamente a cama. Tanto os membros superiores quanto os inferiores são mantidos em uma postura relativamente simétrica de flexão durante os primeiros dias depois do nascimento. Os pés podem estar posicionados perto das nádegas, e as mãos com frequência estão em contato com o tronco.

As grandes articulações como os quadris, joelhos, tornozelos, ombros, cotovelos e mãos se mantêm flexionadas. Por causa da predominância da flexão, é encontrada alguma resistência quando os membros do bebê são movidos passivamente em extensão. Os cotovelos, os joelhos e os quadris voltam à flexão depois de serem estendidos passivamente. A tendência a manter uma postura flexionada e a voltar a ela quando liberado de uma posição estendida é chamada de "tônus flexor"[10].

A postura flexionada do recém-nascido é normal, mas decresce gradualmente. Ao final do primeiro trimestre, o grau de flexão dos membros superiores e inferiores diminui. Os pés e os braços deixam de manter distância da superfície de apoio. Acredita-se que essa mudança resulte de movimentos extensores ativos do bebê e da ação da gravidade.

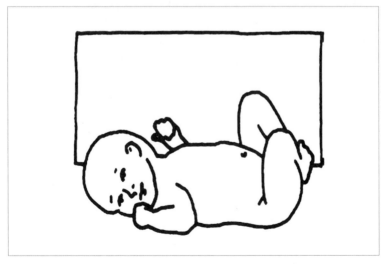

Figura 1   Primeiro trimestre, posição supina.

A postura dos membros superiores da criança muda durante o primeiro trimestre. Depois de cerca de um mês, quando a cabeça está na posição relativamente central ou na linha média, a flexão dos membros superiores começa a dar lugar a uma postura de abertura e de extensão dos membros superiores. Inicialmente, essa postura é vista quando o bebê está dormindo ou quando todo o seu corpo se move em expressão de prazer ou felicidade. Quando o bebê chora, uma postura flexora pode reaparecer.

Os movimentos do primeiro trimestre envolvem períodos de extensão, chutes e empurrões das extremidades, rotações e inclinações da cabeça e do tronco. A frequência e o grau de movimentos estão relacionados com o "estado do bebê". Antes da alimentação, os bebês tendem a ser mais ativos. Entretanto, eles ficam mais quietos e sonolentos depois das refeições. O bebê consegue focalizar objetos mantidos a uma curta distância de sua face e os seguirá, levando a cabeça para a posição da linha média, porém não além dela até o final do primeiro trimestre. Não é incomum para um bebê rolar para uma posição deitada de lado durante esse período; tal movimento geralmente resulta da combinação da rotação da cabeça com a extensão desta e do tronco. Entretanto, um rolar consistente aparecerá no final do segundo trimestre ou durante o terceiro. Ao ficar na posição supina, o bebê ocupa-se muito brincando com as mãos e com os pés e começa a explorar seu corpo. O esquema corporal da criança melhora conforme ela brinca com as suas mãos, dá estímulo sensorial aos pés e explora seu corpo na preparação de atividades posteriores. O bebê envolve-se nessas atividades mais comumente com a cabeça na linha média do que se movendo de um lado a outro. A orientação da linha média permite a convergência dos olhos e das mãos, que se unem para a exploração corporal[10].

A posição prona

Na posição prona, o recém-nascido permanece em flexão com a cabeça virada para um lado, entretanto tem a capacidade de levantar e de virar a cabeça de um lado a outro. No início do primeiro trimestre, os membros superiores são mantidos relativamente perto do corpo em uma posição flexionada. Quando acordado e em posição prona, o bebê passa bastante tempo estendendo ativamente a cabeça e o tronco contra a força da gravidade. Ele levanta a cabeça repetidamente e parece estar procurando uma orientação da linha média, mas aquela está em geral fora do centro e oscila para cima e para baixo. Ocasionalmente, os esforços são tão grandes que a parte superior do tronco é levantada também, de modo que o bebê suporta seu peso nos antebraços (Figura 2). Essa postura "nos cotovelos" torna-se cada vez mais frequente durante o primeiro trimestre. Com a frequência aumentada da extensão ativa da cabeça e do tronco, surge a tentativa de colocar os cotovelos sob o corpo e de apoiar o peso da parte superior do tronco nas mãos[10].

Sentar-se e ficar em pé

Durante o primeiro trimestre, o bebê não pode sentar-se ou ficar em pé sozinho. Ao ser mantido na posição sentada, ele tem as costas curvas (Figura 3). A cabeça é tipicamente mantida em uma posição flexionada adiante da vertical. Durante o primeiro trimestre, a estabilidade da cabeça aumenta e, ao final desse período, a maioria dos bebês segura sua cabeça estavelmente e em alinhamento com o tronco. Lutando contra a gravidade, ele adquire controle da cabeça e dá um grande pas-

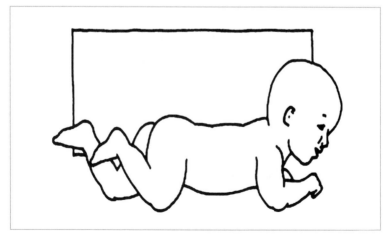

Figura 2   Primeiro trimestre, posição de apoio nos cotovelos.

so para vencer a força da gravidade que o havia deixado tão fisicamente dependente no momento do nascimento[10].

Segundo trimestre: empurrando e sentando-se

O segundo trimestre é marcado por grandes progressos no combate à força da gravidade. O bebê começa esse trimestre com a capacidade de manter a cabeça alinhada em relação ao corpo e avança até a habilidade de sentar-se sozinho por curtos períodos de tempo e de empurrar as mãos e os joelhos. Essas posturas são a base para realizações posteriores e permitem uma grande série de interações com o mundo em sua volta. Sentar-se e levantar-se com as mãos e com os joelhos são importantes marcos no caminho da independência física[10].

A posição supina

Quando o bebê está em posição supina, uma grande quantidade de atividades pode ser observada. Ele frequentemente levanta as pernas da

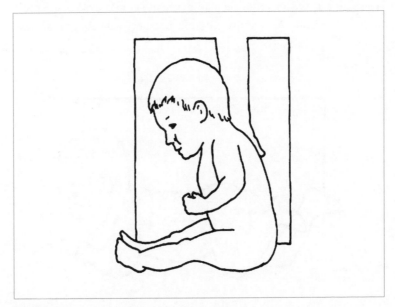

Figura 3   Primeiro trimestre, posição sentada com apoio.

superfície de apoio, levando-as para as mãos e para o rosto, além de alcançar os pés com as mãos e tentar levá-los até a boca para explorá-los (Figura 4). Embora o bebê não role consistentemente da posição supina, as posições extremas envolvendo o levantamento dos membros inferiores e a extensão com rotação da cabeça e do pescoço são precursores para a capacidade de rolar. A maioria dos bebês tenta rolar ativamente durante esse período e alguns podem vir a adquirir essa habilidade durante o segundo trimestre, mas eles a adquirem, em geral, no terceiro. O bebê também coloca os pés na superfície de apoio com os quadris e os joelhos flexionados. Essa postura é denominada "ponte" e serve como posição inicial para grandes arrancadas de extensão que levantam as nádegas e o tronco da superfície (Figura 5). Alguns bebês empurram-se para longe em seus berços por meio de uma série de movimentos em ponte. Outras vezes, o bebê demonstra forte rotação da cabeça e do pescoço para um lado, juntamente com um movimento de extensão, como se olhasse por cima do ombro. A ação de virar e olhar também pode levá-lo a rolar da posição supina para a postura deitada de lado durante o segundo trimestre[10].

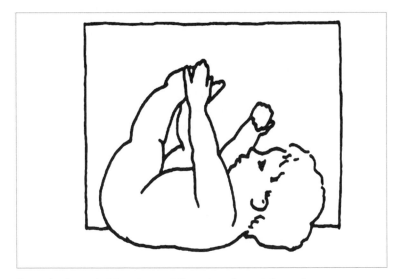

Figura 4   Segundo trimestre, posição supina, alcançando os pés.

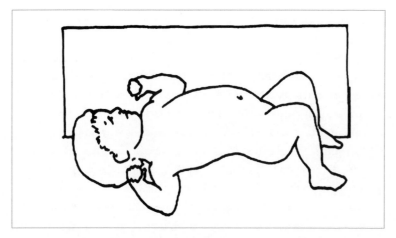

Figura 5   Segundo trimestre, posição de "ponte".

A posição prona

O levantar e o balançar intermitentes da cabeça associados ao esforço em ganhar uma postura ereta na posição prona durante o primeiro trimestre começam gradualmente a envolver a musculatura do tronco. No início do segundo, o bebê se esforça na posição prona para elevar o tronco da superfície de apoio, levantando primeiro os cotovelos e, em seguida, empurrando-se com as mãos. O bebê passa bastante tempo empurrando-se (Figura 6) e caindo de volta à posição prona, girando em torno do eixo do estômago com os braços e as pernas elevados da superfície de apoio. Essa postura-pivô é chamada de "pivotear" ou posição de avião (Figura 7). O bebê aprende a aproveitar a extensão dos membros superiores ao tentar alcançar brinquedos e tenta transferir o peso mediante uma série de direções laterais. Essa transferência de peso tem maior qualidade e é caracterizada pelo alongamento do lado que suporta o peso. No final desse período, quando o bebê se aproveita da posição de extensão dos membros superiores, há menor perda de controle da posição da cabeça. A criança pode transferir o peso naturalmente enquanto está com os membros superiores estendidos; entretanto, em função da dificuldade dessa tarefa, ela pode voltar a apoiar-se nos cotovelos a fim de alcançar um objeto. É comum para o bebê empurrar-se com as mãos, dando um impulso na superfície de apoio enquanto está em posição prona. Isso é chamado de rastejamento, definido como o padrão locomotor de movimentos para a frente ou para trás, puxando e empurrando-se com as extremidades enquanto o abdome está em contato com a superfície de apoio. O engatinhar é um padrão locomotor caracterizado pela elevação do abdome da superfície de apoio. Tipicamente, os bebês rastejam antes de engatinhar. O rastejamento é uma aquisição do segundo trimestre, ao passo que o engatinhar geralmente aparece no terceiro ou no quarto trimestres. Quando rastejam, os bebês tendem primeiro a empurrar-se para trás, desenvolvendo mais tarde a capacidade de mover-se para a frente. As tentativas iniciais de rastejamento são caracterizadas pela falta de coordenação dos movimentos das extremidades[10].

O bebê também começará a empurrar-se com as mãos e com os joelhos durante o segundo trimestre. Geralmente, esse movimento é realizado primeiro empurrando-se com as mãos e, então, flexionando a região lombar da coluna vertebral e os quadris, levantando (aproximando)

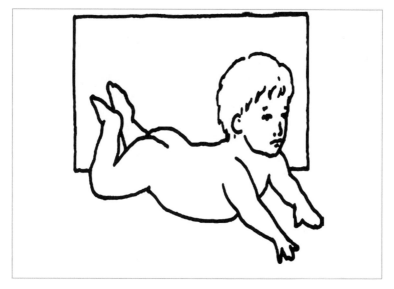

Figura 6   Segundo trimestre, empurrando-se.

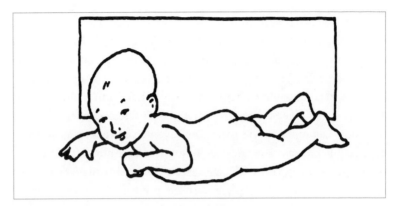

Figura 7   Segundo trimestre, posição pivô-prona.

os joelhos sob o tórax. Inicialmente, os joelhos e as mãos estão em uma postura instável, mas com o tempo a criança torna-se bastante competente em empurrar-se para trás com as mãos e os joelhos e passa a ocupar-se em sequência do balanceio, transferindo o peso repetidamente para trás e para a frente, das mãos para os joelhos.

A posição sentada

O segundo trimestre é o período em que o bebê desenvolve uma postura sentada estável e ereta. Sua crescente habilidade em controlar a parte superior do tronco é frequentemente ilustrada pelo posicionamento da mão da mãe enquanto apoia o bebê na posição sentada. É como se a mãe soubesse intuitivamente quanta liberdade deve permitir para que a criança trabalhe contra a força da gravidade. A experiência de movimentar-se com certa dificuldade em uma posição sentada protegida, mas desafiadora, ajuda a criança a desenvolver competência para sentar-se[10].

Primeiro, o bebê senta-se sozinho enquanto se apoia à frente com as mãos (Figura 8). A postura do tronco e das extremidades superiores é muito similar à postura alcançada quando ele se empurra com as mãos na posição prona (comparar as Figuras 6 e 8). Tanto na posição prona empurrando-se para cima quanto na posição sentada com apoio, a cabeça está posicionada verticalmente em relação à gravidade. A parte superior do tronco está inclinada adiante da vertical e o peso fica nas mãos. Durante o segundo trimestre os bebês desenvolvem a capacidade de sentar-se com apoio por até 15 a 20 minutos. Períodos de independência na posição sentada são vistos até o terceiro trimestre. A capacidade de estender os membros superiores para a superfície de apoio a fim de segurar e proteger o corpo contra quedas desenvolve-se simultaneamente à habilidade de manter o tronco estável na posição vertical. Essa é a chamada reação "paraquedas" ou "extensão protetora", caracterizada por membros superiores abertos com extensão dos cotovelos, punhos e mãos. As reações protetoras são fundamentais para uma posição sentada segura e independente (Figura 9)[10].

A posição em pé
Durante o segundo trimestre, o bebê começa novamente a suportar o peso nos membros inferiores e é capaz de ficar em pé. Na postura plantígrada, as solas dos pés estão em total contato com a superfície de apoio. As atividades na posição em pé aumentam durante o segundo trimestre. Quando apoiada sob os braços, a criança inicialmente pula para cima

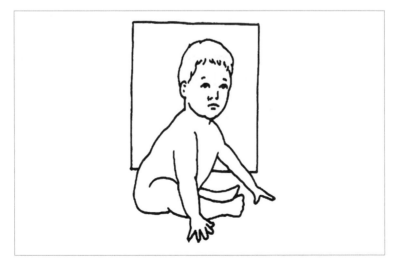

Figura 8 Segundo trimestre, posição sentada com apoio à frente nas mãos.

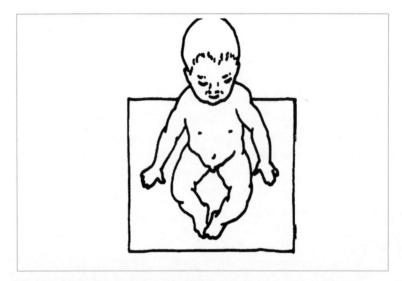

Figura 9   Segundo trimestre, posição paraquedas ou extensão protetora.

e para baixo ao ficar em pé; no fim do trimestre, ela começa a transferir o peso de um lado para o outro, levantando-se e pisando primeiro com uma perna e, então, com a outra[10].

Resumo

As aquisições do segundo trimestre são impressionantes: o bebê move-se na superfície de apoio pela posição de ponte ou por rastejamento, senta-se com apoio, levanta-se com auxílio das mãos e dos joelhos e fica em pé com apoio. O bebê está ganhando o controle do corpo em posturas fundamentais que levarão a uma maior amplitude de mobilidade. O ambiente de apoio oferece oportunidades para o bebê explorar o corpo e vencer a força da gravidade evidenciada pelo aumento de posturas elevadas e verticais.

Terceiro trimestre: movimento constante

Durante o terceiro trimestre, o bebê torna-se móvel e desenvolve a habilidade de movimentar-se pelo ambiente. A exploração torna-se uma atividade dominante. O impulso para mover-se contra a força da gravidade está presente, ou seja, no final do terceiro trimestre, os bebês são capazes de empurrar-se para levantar. O mundo está à sua espera para ser descoberto[10].

A posição supina

A preferência pela posição supina diminui, sobretudo quando o bebê desenvolve a capacidade de rolar. O primeiro rolar é frequentemente realizado com um forte padrão de extensão da cabeça e da parte superior do tronco e de rotação com os braços levantados acima e sobre os ombros, ou com um padrão de flexão bilateral dos membros inferiores, levando as pernas para cima e para o lado. Alguns bebês usarão o rolar como meio de locomoção, mas o engatinhar é visto com mais frequência[10].

A posição prona

O terceiro trimestre começa com a criança em posição prona, pivoteando em círculos sob o estômago. A posição prona torna-se muito estável para o bebê e, como resultado dessa estabilidade aumentada, ele pode usar padrões de movimento de extremidades superiores e inferiores mais dissociados ao brincar nessa posição (Figura 10). A flexão la-

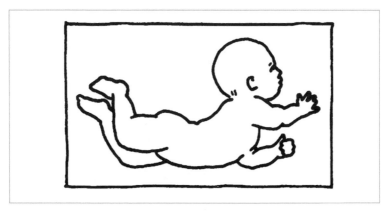

Figura 10   Terceiro trimestre, posição prona com movimento de extremidades.

teral do tronco é um forte componente do movimento e o bebê pode brincar na posição deitada de lado[10].

A posição sentada

A manutenção de uma posição sentada sem suporte é agora realizada com facilidade. A postura é estável e ereta (Figura 11), com o bebê sentando-se assim por mais de meia hora. A criança ocasionalmente se inclina para a frente sobre as mãos para apoiar-se. É mais típico que as mãos estejam empenhadas em uma variedade de atividades recreativas: alcançando e agarrando objetos, batendo palmas e sendo levadas à boca para exploração. O bebê brinca na posição sentada, usando ambas as mãos para manipular um brinquedo; se este não estiver ao alcance, o bebê irá transferir seu peso lateralmente na tentativa de recuperá-lo. Pode estar faltando uma mobilidade adequada dos quadris; entretanto, isso previne que a criança se mova para uma posição sentada de lado. As extremidades inferiores ainda podem ser usadas para estabilidade, como é mostrada pelo bebê ao usar a base alargada na posição de sentar em "círculo"[10].

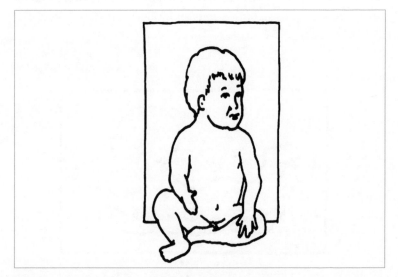

Figura 11 Terceiro trimestre, posição sentada com apoio.

A posição quadrúpede

No final do terceiro trimestre, o movimento da posição sentada para a posição quadrúpede (de quatro apoios) também é adquirido com facilidade. Fazendo uso dos padrões de movimento das extremidades superiores, que também servem como extensão protetora ou reação paraquedas, a criança vira-se para o lado com os braços e transfere o peso das nádegas para as mãos (Figura 12). A parte inferior do tronco e as nádegas são levantadas da superfície de apoio e rotacionadas para o lado em uma postura simétrica em quatro apoios, em um comportamento de balanceio. Este fornece intensos estímulos sensoriais para as extremidades superiores e inferiores e também ao sistema vestibular. Algumas crianças assumem uma posição que lembra a de um urso andando (pés e mãos), o que requer grande controle da musculatura do quadril. Uma criança nessa posição pode usar sua cabeça como um estabilizador enquanto alcança um brinquedo com uma mão[10].

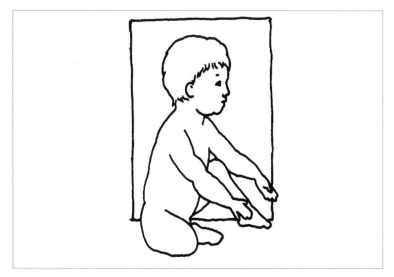

Figura 12   Terceiro trimestre, transferindo o peso das nádegas para as mãos.

A posição em pé

A posição em pé é a favorita dos bebês durante o terceiro trimestre. Eles ficam tão fascinados por essa postura que passam grande parte do tempo assim e direcionam seus esforços movendo-se da posição ajoelhada para a posição em pé (Figura 13). Inicialmente, a criança não tem habilidade para voltar a sentar-se quando está na postura em pé.

É possível encontrar o bebê em um dilema sobre como se sentar após estar em pé. Com o tempo, ele descobre como cair, empurrando as nádegas para trás e sentando-se. O bebê também pratica a movimentação da posição ajoelhada para a posição vertical. As atividades de mover-se para ajoelhar-se ou ficar em pé e brincar com os movimentos dentro e fora da posição sentada fornecem grande quantidade de estímulos sensoriais para as extremidades superiores e para a cintura escapular. Depois de levantar-se, a criança gasta grande energia treinando ativamente o equilíbrio. Esse balanceio gradualmente dá lugar à transferência de peso de um lado para o outro, seguida do andar lateral segurando-se na mobília. É a primeira forma de locomoção independente. Ao final desse trimestre, a criança pode começar a subir degraus baixos, aproveitan-

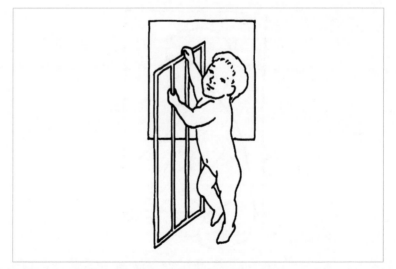

Figura 13   Terceiro trimestre, movendo-se para ficar em pé.

do-se, desse modo, da maior habilidade em flexionar os quadris e de liberar uma extremidade inferior do peso. Quando apoiado em uma posição vertical, o bebê pode segurar seu peso com os pés fixos; entretanto, quando em pé, apoiando-se na mobília ou percorrendo-a, o centro de gravidade é frequentemente jogado para a frente, levando o bebê a segurar o peso na ponta dos pés. O bebê usa de modo alternado os pés fixos e uma postura de flexão plantar dos pés ao movimentar-se[10].

Quarto trimestre: finalmente andando
As posições supina e prona

A criança fica pouco tempo nas posições prona e supina. A postura de quatro apoios é a base para engatinhar. Esse padrão locomotor abrange a ação alternada de braços e pernas opostas. Alguns bebês tornam-se engatinhadores muito habilidosos e preferem essa forma de locomoção por meses. Mesmo o início da marcha não evitará a preferência de algumas crianças pelo engatinhar. O engatinhar plantígrado torna-se parte do repertório da criança. Essa forma de locomoção envolve o engatinhar com membros superiores e inferiores estendidos, com os pés em postura plantígrada (Figura 14). O engatinhar plantígrado é o próximo passo na gradual elevação do tronco contra a força da gravidade. A extensão completa dos membros superiores conduzida pela postura de quatro apoios e agora a extensão dos membros inferiores levam a uma posição de engatinhar plantígrado[10].

A posição sentada

A posição sentada é muito funcional nesse período. A facilidade com que a criança se move dessa posição e de volta para ela é bastante notável, tanto ao mover-se da posição sentada para a postura de quatro apoios quanto ao mover-se da posição sentada para a ajoelhada e, então, em pé. As habilidades de equilíbrio tornam-se muito bem desenvolvidas na posição sentada. A criança com frequência gira em círculos enquanto sentada, usando as mãos e os pés para propulsão. Ela se senta fácil e confortavelmente em uma cadeira alta com os membros inferiores flexionados e os pés apoiados. Pode mover-se para a posição prona a partir da posi-

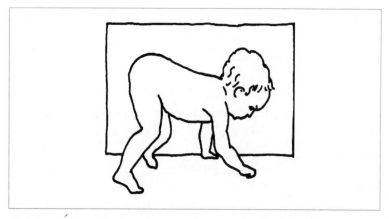

Figura 14   Quarto trimestre, engatinhando com os membros superiores e inferiores estendidos.

ção sentada quando brinca ou como parte dos movimentos usados para levantar-se do chão. Além disso, o aumento da mobilidade e do equilíbrio oferecem a ela a oportunidade de usar várias posições sentadas[10].

A posição em pé

A posição em pé é a postura preferida pela maioria das crianças durante o quarto trimestre. Mover-se para a posição em pé apoiando-se nos móveis leva a criança a percorrer a borda destes enquanto se segura. Apresenta habilidade em recuar para sentar-se a partir da posição em pé e move-se para uma postura agachada também a partir da mesma posição. As crianças sobem pelos móveis a partir da posição em pé. Em geral, elas conseguem levantar-se com apoio em cadeiras ou mesas baixas sem dificuldades. Os passos iniciam-se na direção diagonal para a frente ou na direção lateral. Esse padrão inicial pode ser visto nos primeiros passos que a criança dá com as mãos sendo seguradas. Os pais, ao andarem atrás delas segurando suas mãos, estão na melhor posição para observar o padrão diagonal de passos, que leva a criança primeiro para um lado e depois para o outro. Ela progride da locomoção com as duas mãos apoiadas para a locomoção com apenas uma das mãos para apoio. Com encorajamento, eventualmente se solta e dá passos sozinha com uma base de apoio alargada[10].

Durante as primeiras tentativas de locomover-se, a criança pode estar na ponta dos pés, com pouco ou nenhum contato dos calcanhares com o chão. O bebê anda em uma postura de pés mais aplainados enquanto usa passos exageradamente posteriores na tentativa de manter o equilíbrio. Os braços são mantidos em "proteção superior" (Figura 15), o que ajuda a manter a estabilidade e o controle.

Inicialmente, a criança tem grande dificuldade com o equilíbrio ao tentar carregar um brinquedo em uma mão ou com as duas mãos por causa da necessidade do uso das extremidades superiores para estabilização. Quando a criança tenta carregar um objeto, frequentemente há o retorno à locomoção na ponta dos pés na tentativa de aumentar o apoio e a estabilidade. Posteriormente, a criança consegue carregar brinquedos de modo mais fácil enquanto anda, consegue abaixar-se para recuperar um brinquedo do chão sem auxílio e pode tentar levantar-se na ponta dos pés para alcançar um objeto no alto. Quando empurrada para

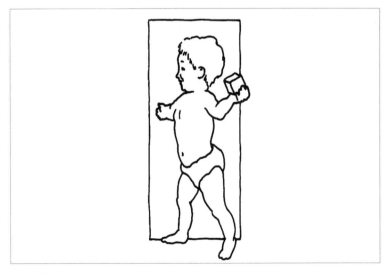

Figura 15   Quarto trimestre, passos independentes com as mãos em proteção superior.

trás, é mais provável a manutenção do equilíbrio sem dar um passo para trás, como costumava fazer. Além de levantar-se na ponta dos pés e agachar-se, ela consegue levantar uma perna como se fosse subir um degrau. Em pouco tempo, o bebê progride da incapacidade para a mobilidade independente e a exploração ativa do mundo. A locomoção torna-se progressivamente suave e coordenada. Podem ser observados um progressivo estreitamento da base de suporte e passos na direção dianteira, com um padrão calcanhar-ponta de contato dos pés. Os braços movem-se da proteção superior para a linha média e finalmente para a proteção inferior, com um natural balanceio alternado de braços aparecendo eventualmente. Com o início de melhores habilidades na locomoção e na escalada, mais descobertas estarão ao alcance da criança[10].

Dentro de poucos meses depois do início da locomoção, a criança ganhará a habilidade de levantar-se independentemente, rolando da posição prona, subindo com as mãos e com os joelhos, assumindo a posição plantígrada e então empurrando-se com os braços para alcançar uma posição em pé independente. Subir e descer dos objetos e engatinhar para cima e para baixo de degraus tornam-se uma rotina.

Resumo

A transição da incapacidade e da dependência física para a independência durante o primeiro ano depois do nascimento é muito importante para a criança e para a família. Uma vez que a criança ganha controle sobre seu corpo e é capaz de resistir à força da gravidade, novos mundos estarão abertos para exploração e o bebê estará menos dependente dos pais para ser segurado e carregado. O controle antigravitacional começa com o levantamento e alinhamento da cabeça durante o primeiro trimestre. Esse controle prossegue a partir da cabeça abaixada sobre a região superior do tórax, com os membros superiores estendidos contra a força da gravidade e com a sustentação do peso da parte superior do tronco no segundo trimestre. A parte inferior do tronco estende-se e a criança procura a postura vertical sentada durante o terceiro trimestre. Os membros inferiores são gradualmente estendidos assim que a criança alcança a postura plantígrada de engatinhar e empurra-se para levantar. Com o crescente gasto de tempo na posição em pé, ela desenvolve a habilidade de equilibrar-se nessa postura e abandona o apoio para sair e andar. A progressão da extensão antigravitacional a fim de mover-se para a postura vertical e o concomitante desenvolvimento do equilíbrio em várias posições representam um importante padrão de aquisições que levam à independência física[10].

Estimulação sensório-motora

A estimulação sensório-motora consiste em dar à criança condições e estímulos apropriados para o desenvolvimento neuropsicomotor, facilitando experiências relacionadas à motricidade e à postura adequadas, inclusive quanto à alimentação (Quadro 1)[11]. O estímulo pode ser dado em toda a superfície do corpo, utilizando-se os sentidos tátil, visual, auditivo, olfativo, vestibular e proprioceptivo.

Quadro 1   Referências para a alimentação da criança durante seu primeiro ano.

Recém-nascido a 3 meses	Leva as mãos à boca Brinca de bruços: rosto, bochecha e lábios recebem muitos estímulos táteis, o que ajuda a preparar a boca para a habilidade sensorial e motora Segura brinquedos e os leva à boca
4 a 9 meses	Mantém a brincadeira com a mão na boca Há introdução de alimentos semissólidos e sólidos Começa a lateralização da língua (quando morde a bolacha) Os lábios começam a se fechar ao redor da colher Progressão da mastigação com movimentos verticais, diagonais e rotativos (entre 7 e 8 meses) Pode começar a beber na caneca e a se alimentar com a mão Segura a colher
10 a 12 meses	Consegue comer sozinho com as mãos Segura a caneca para beber ou a mamadeira Come alimentos com diferentes texturas Tenta se alimentar com a colher

Fonte: Liddle e Yorke (2007)[11].

Alimentando o recém-nascido (RN)

Durante a amamentação, a posição da cabeça e do pescoço do bebê é considerada adequada quando as orelhas estiverem na mesma linha dos ombros (Figura 16). Se elas estiverem fora dessa linha, ou seja, com a cabeça inclinada para trás, a extensão ficará maior e o bebê terá que se esforçar mais para sugar e engolir, podendo muitas vezes acarretar engasgos e broncoaspiração. Se as orelhas estiverem mais adiante dos ombros, ou seja, com a cabeça inclinada para a frente, pode acarretar muita flexão do pescoço e consequentemente causar o fechamento da passagem de ar[11].

Durante as mamadas, deve-se orientar à mãe colocar o bico do seio ou da mamadeira perto do lábio inferior do bebê. E quando o bico estiver na boca dele, deve-se fazer pressão para baixo, pois isso estimula o movimento da cabeça e a flexão mínima, mantendo-se as orelhas alinhadas aos ombros. Se estiver usando mamadeira, a mãe deve dar preferência aos bicos que mais se assemelham ao seio, pois isso diminui a quantidade de ar que o bebê ingere.

Estímulos táteis melhoram a consciência perceptiva, a capacidade de resolver problemas, o ganho de peso e a função gastrintestinal dos RN prematuros[3,5,11]. Durante a alimentação do bebê, seja ela por amamentação ou mamadeira, é importante que a mãe o toque e deixe que ele segure seu dedo e segure no seio para sentir mais conforto. Alguns bebês gostam que conversem com eles enquanto sugam, outros param de sugar quando estão ouvindo. Portanto, a mãe deve decidir o que for melhor para seu filho. Cada bebê ingere o que precisa para se sentir satisfeito e o número de vezes de mamadas varia conforme o peso, altura e nível de conforto do bebê. O acompanhamento do pediatra e do nutricionista é necessário para que eles possam verificar se o bebê está recebendo os nutrientes e calorias adequados. Todas essas medidas auxiliam no desenvolvimento e crescimento adequados da criança. Os odores auxiliam o RN a identificar a mãe e a digerir o leite. Os bebês gostam de sentir o cheiro do leite materno, cheiros doces e de comida em geral, exceto aqueles de poluentes como detergentes e cigarros[11].

Alimentando o bebê de 1 a 6 meses

Além dos cheiros, o estímulo gustativo se faz muito presente neste estágio, especialmente dos 4 aos 6 meses. O bebê leva a mão à boca junto a todo tipo de brinquedo, o que pode preocupar os pais. Mesmo assim, essa atividade deve ser estimulada, porque dessensibiliza a região, diminuindo a sensibilidade do bebê aos alimentos, à escovação e aos objetos que leva à boca. O ato de mastigar e chupar os objetos auxilia no desenvolvimento da musculatura oral necessária para depois ser utilizada na mastigação mais desenvolvida e na fala, além de auxiliar no reconhecimento de texturas, formatos e tamanhos. O ato de sugar facilita a digestão porque ativa enzimas digestivas. Os bebês também aprendem sobre o paladar nessa idade, experimentando sabores diferentes do leite materno, da mamadeira e da água. Em associação com o sentido do olfato, o paladar tem papel importante e funcional na introdução dos alimentos. Quando alimentos semissólidos forem introduzidos na alimentação aos 6 meses, tanto o paladar como o olfato vão desenvolver-se. O bebê pode mostrar isso de um jeito não muito agradável, como o ato de cuspir a comida que não gosta, seja por certos sabores, texturas ou odores. Cuspir é uma das maneiras visíveis de expressar sua opinião, assim como ficar irritado e virar a cabeça para o outro lado. Dos 7 aos 12 meses, os sentidos do paladar e do olfato do bebê estão se expandindo; portanto, a introdução de novos alimentos com regularidade é uma forma importante de estimulação sensorial[11].

A introdução de alimentos semissólidos e sólidos

Os alimentos sólidos são introduzidos a partir dos 6 meses à medida que a mandíbula fica mais estável e que o bebê tem maior controle do tronco com estabilidade também para ficar sentado. Entre 9 e 10 meses, o fechamento dos lábios em torno da colher é excelente e o movimento rotativo da mandíbula é ainda melhor. Dos 11 aos 12 meses, a criança tem bom movimento lateral da língua para ajudar a virar a comida para a mastigação e transferi-la do centro da boca para os lados, e consegue engolir com facilidade[11].

Os cadeirões para alimentação são adequados quando o bebê está sentado, mantendo-se na vertical com ângulos de 90° no quadril e joelhos, e pés apoiados para manter o alinhamento correto do tronco[11].

Ao segurar alimentos como bolacha ou pedaços de frutas, os bebês estão desenvolvendo sua coordenação motora fina, como a pegada de pinça[11].

A importância da rotina

É importante estabelecer uma rotina nos primeiros seis meses de vida do bebê, pois além de ajudar a criança a se sentir segura, é de extrema relevância ter a regularidade das atividades. São elas: hora da soneca e de dormir, hora do banho e hora de comer.

Estabelecer um horário de alimentação é, portanto, útil e significativo. A maioria dos RN é alimentada quando expressa irritação e reclamação. Geralmente, eles se alimentam a cada três horas. À medida que crescem, o tempo para a alimentação será maior: a cada quatro horas e às vezes a cada cinco a seis horas, em razão de dormirem entre as mamadas. Entretanto, deve-se evitar estabelecer uma alimentação esporádica, pois tanto a mãe quanto a criança podem se sentir irritados e cansados sem uma rotina[11].

A base da habilidade da alimentação

Os RN têm uma capacidade inata de sugar e engolir para sobreviver. O forte padrão de sucção que a maioria deles tem se deve, em parte, à mecânica: a cavidade oral é pequena e a língua preenche todo esse espaço, além das "almofadas" de sucção, que são a parte interna das bochechas e que ajudam na estabilidade da boca. A combinação de ambas cria uma compressão que permite ao bebê sugar os líquidos de um bico[11].

O palato divide a cavidade oral da nasal. Ele é que dá apoio para a língua, provocando uma pressão negativa, evitando que líquidos e alimentos entrem na cavidade nasal. Bebês que nascem com a fenda palatina têm dificuldade de manter a pressão negativa suficiente para sugar e, por isso, é muito frequente apresentarem líquido na cavidade nasal, engasgos e broncoaspiração. Isso também pode ocorrer quando o bebê é prematuro ou quando apresenta imaturidade neurológica[11].

Assim como os movimentos do bebê têm início aleatório e não refinado, o desenvolvimento da boca e das áreas ao redor também. Os movimentos da mandíbula são inicialmente descontrolados e a língua se move junto a ela. Portanto, quando o bebê começa a mastigar, a língua se movimenta verticalmente, junto à mandíbula. À medida que esta fica mais estável, a língua se move independentemente e o bebê pode mexer os lábios e as bochechas mais prontamente. Ao introduzir alimentos semissólidos, como mingaus, a comida se mexe de um lado para outro da boca e a língua começa a se mover lateralmente. O movimento rotativo desta se desenvolve à medida que o bebê começa a mastigar alimentos mais sólidos[11].

O estímulo sensorial que o bebê recebe pela boca também afeta seu funcionamento motor. Como a língua ocupa a boca inteira, ele recebe estimulação tátil constante em toda essa região. À medida que o bebê cresce, tem estímulo tátil constante de acordo com os alimentos e brinquedos introduzidos em sua boca, lembrando que ambos devem ser adequados ao seu desenvolvimento, sem causar danos à sua saúde. Alguns bebês são mais sensíveis ao tato que outros, e caso o bebê sensível não goste da textura, do paladar ou da temperatura da comida, irá passá-la rapidamente pela boca e engoli-la, sem mastigar corretamente e sem usar os movimentos rotativos. Ele também pode mastigar ou engolir a comida com a boca aberta sem, no entanto, usar os músculos orais.

Refeição mais divertida

Para que a hora da refeição fique divertida é necessário que haja boa comunicação e que os pais compreendam a linguagem corporal do bebê ou da criança. Deve-se prestar atenção a como o bebê expressa seus desejos e suas necessidades, se ele precisa ser alimentado de maneira devagar ou mais rapidamente, ou como demonstra que não quer mais a comida.

Os bebês percebem o humor dos pais e cuidadores. Podem não ser capazes de falar, mas conseguem sentir as emoções. Por essa razão, durante a alimentação, é importante tentar evitar atividades frustrantes e apressadas. Deve-se preparar o ambiente para a alimentação, como abaixar o volume da música ou da TV durante a amamentação.

Desenvolvimento neuropsicomotor normal e sua relação com o estado nutricional do RN

O desenvolvimento neuropsicomotor da criança pode ser afetado negativamente por vários fatores nos períodos pré, peri e/ou pós-natais, aumentando-se a probabilidade de a criança manifestar alterações na aquisição de habilidades motoras, cognitivas e psicossociais. Além dos déficits neuromotores, os atrasos no desenvolvimento podem também resultar em limitações nas habilidades funcionais referentes às atividades de autocuidado, como alimentação e banho independentes, atividades de mobilidade como levantar da cama e ir ao banheiro sem auxílio, além de tarefas de função social como ir à escola e interagir com outras crianças[1,2].

As unidades de terapia intensiva neonatal são ambientes onde a qualidade e a quantidade da estimulação dificilmente são controladas, podendo muitas vezes ser dolorosas, estressantes, realizadas em excesso ou de forma inadequada, prejudicando o desenvolvimento neuropsicomotor normal do RN. O impacto da prematuridade com o baixo peso ao nascimento pode se estender até a vida adulta em decorrência dos problemas cognitivos, comportamentais e sociais.

A estimulação sensório-motora é benéfica para os RN de risco e deve ser incentivada especialmente nos primeiros doze meses de vida. A estimulação tátil minimiza os efeitos negativos da prematuridade e do baixo peso, pela ativação de mecanorreceptores e vias neurais, promovendo redução do estresse, melhora do ganho de peso e desenvolvimento neurológico com diminuição do tempo de internação[12]. A estimulação tátil associada à estimulação cinestésica atua na regulação vagal, aumentando a liberação de insulina, favorecendo a motilidade e o esvaziamento gástrico, e auxiliando na regulação dos níveis séricos de cortisol e norepinefrina, reduzindo sinais de estresse e gasto energético[12]. Na unidade de terapia intensiva (UTI) neonatal, o posicionamento terapêutico é essencial para a organização do RN. Os benefícios posturais permitem respostas adaptativas que facilitam a regulação do estado neurocomportamental e a autorregulação, o suporte postural e de movimento, o alinhamento biomecânico, bem como o ganho ponderal, o aumento na densidade e do conteúdo mineral ósseo[13].

Considerações finais

O desenvolvimento humano é um processo que ocorre durante toda a vida e resulta de uma inter-relação de fatores biológicos, psicológicos, culturais e ambientais. As doenças neurológicas, dependendo da gravidade, podem comprometer a aquisição dos marcos motores básicos como o rolar, o sentar, o engatinhar e o andar. As dificuldades encontradas no controle do movimento interferem no desempenho das habilidades funcionais, podendo acarretar limitações nas atividades da vida diária da criança e de sua família. Assim, a estimulação precoce para o desenvolvimento das habilidades funcionais por meio de estímulos oferecidos pelas mais diversas áreas de atendimento como a fisioterapia, a psicologia, a nutrição, entre outras, visa à independência nas atividades da vida diária.

Referências

1. Zuana AD, Costa APBM. Escalas de avaliação do desenvolvimento. In: Juliani RCTP, Cunha MT, Lahóz ALC, Nicolau CM, Paula LCS, Zuana AD. Fisioterapia. Barueri: Manole; 2017. p. 255-61.
2. Hallal CZ, Marques NR, Braccialli LMP. Aquisição de habilidades funcionais na área de mobilidade em crianças atendidas em um programa de estimulação precoce. Rev Bras Crescimento Desenvol Hum 2008;18(1):27-34.
3. Willrich A, Azevedo CCF, Fernandes JO. Desenvolvimento motor na infância: influência dos fatores de risco e programas de intervenção. Rev Neurocienc 2009;17(1):51-6.

4. Miranda LC, Resegue R, Figueiras ACM. A criança e o adolescente com problemas do desenvolvimento no ambulatório de pediatria. J Pediatr 2003;79(Supl1):S33-42.
5. Eickmann SH, De Lira PIC, Lima MC. Desenvolvimento mental e motor aos 24 meses de crianças nascidas a termo com baixo peso. Arq Neuropsiquiatr 2002;60(3-B):748-54.
6. Santos DCC, Campos D, Gonçalves VMG, Mello BBA, Campos TM, Gagliardo HGRG. Influência do baixo peso ao nascer sobre o desempenho motor de lactentes a termo no 1º semestre de vida. Rev Bras de Fisioter 2004;8(3):261-6.
7. Mansur SS, Neto FR. Desenvolvimento neuropsicomotor de lactentes desnutridos. Rev Bras Fisioter 2006;10(2):185-91.
8. Almeida CS. Intervenção motora: efeitos no comportamento do bebê no terceiro trimestre de vida em creches de Porto Alegre. Porto Alegre. [Dissertação em Ciência do movimento Humano] – Universidade Federal do Rio Grande do Sul; 2004.
9. Rice RD. Neurophysiological development in premature infants following stimulation. Dev Psychol 1977;13(1):69.
10. Goldberg C, Sant AV. Desenvolvimento motor durante a primeira infância. In: Teckin JS. Fisioterapia pediátrica. 3. ed. Porto Alegre: Artmed; 2002. p. 13-34.
11. Liddle TL, Yorke L. Coordenação motora. São Paulo: M. Books do Brasil; 2007.
12. Akhavan KS, Golestan M, Fallah R, Golshan M, Dehghan Z. Effect of body massage on increase of low birth weight neonates growth parameters: a randomized clinical trial. Iran J Reprod Med 2013;11(7):583-8.
13. Shimizu GY, Viganó AG, Giachetta L. Estimulação sensório-motora em pacientes com risco para o desenvolvimento neuromotor. In: Juliani RCTP, Cunha MT, Lahóz ALC, Nicolau CM, Paula LCS, Zuana AD. Fisioterapia. Barueri: Manole; 2017. p. 262-72.

Capítulo 4

A importância do brincar

Aide Mitie Kudo
Priscila Bagio Maria Barros
Mariana de Paiva Franco
Renata Sloboda Bittencourt

Resgate histórico

Desde os tempos mais remotos, o ato de brincar estava presente no cotidiano das crianças em todas as culturas. Muitos jogos e brincadeiras que temos hoje eram praticados nas civilizações antigas, destinados ao entretenimento de adultos durante reuniões e festividades locais. Achados arqueológicos e descrições iconográficas mostram que bonecas e marionetes eram usadas como brinquedos e divertimento no Egito antigo há mais de 5 mil anos. Crianças naquela época construíam barcos em miniaturas, imitando as embarcações que navegavam pelo Nilo; em escavações em templos egípcios, foi encontrado um jogo da velha datado de 1400 ou 1333 a.C.; os primeiros dominós foram construídos de ossos de marfim por um soldado chinês que viveu em 243 a 181 a.C.[1]. Foi a partir da Idade Média, na Europa, que os brinquedos começaram a ser fabricados, ainda que artesanalmente e comercializados nos grandes entrepostos de vendas existentes, principalmente nos grandes povoados. E foi no período das transformações econômicas e sociais da Revolução Industrial que ocorreu a transição dos novos processos de manufatura, transformando as pequenas fábricas dos artesãos em indústrias de produção em grande escala. E foi somente no início do século XX que os brinquedos de madeiras e tecidos foram substituídos por borracha, plástico e metal, numa tentativa de aumentar a produção e diminuir o custo.

O brincar e as legislações

Brincar é um direito garantido por lei. Em 1959, a Organização das Nações Unidas (ONU) aprovou a Declaração Universal dos Direitos da Criança, que preconiza em seus Princípios IV e VII o direito à recreação e ampla oportunidade para brincar e divertir-se, visando aos propósitos da educação, e tendo a sociedade e as autoridades públicas o empenho em garantir o pleno exercício desse direito[2].

A legislação brasileira, seguindo os mesmos princípios, tem a Constituição Federal, que reconhece e assegura o direito de brincar em seu artigo 227, que dispõe ser dever da família, da sociedade e do Estado assegurar à criança, adolescente e jovem, com absoluta prioridade, o direito à vida, saúde, educação, lazer, entre outros[3]. E o Estatuto da Criança e do Adolescente (ECA, 1990), em seus artigos 4 e 16, assegura o direito ao lazer, brincar, praticar esportes e divertir-se, tendo a família, a comunidade e o poder público o dever de garantir esses direitos[4].

Em 2005, o Governo Federal publicou a Lei 11.104, que dispõe sobre a obrigatoriedade de instalação de brinquedotecas nas unidades de saúde que ofereçam atendimento pediátrico em regime de internação; o Ministério da Saúde, pela Portaria 2.261, estabeleceu as diretrizes de instalação e funcionamento das brinquedotecas nas unidades de saúde[5]. No artigo 3º dessa portaria, define-se brinquedoteca como

> o espaço provido de brinquedos e jogos educativos, destinado a estimular as crianças e seus acompanhantes a brincar, contribuindo para a construção e/ou fortalecimento das relações de vínculo e afeto entre as crianças e seu meio social. (Brasil, 2005)

Já no artigo 5º do mesmo texto legal, estabelece-se que os hospitais pediátricos deverão disponibilizar brinquedos variados, bem como propiciar atividades com jogos, brinquedos e entretenimento como instrumentos de aprendizagem educacional e de estímulos positivos na recuperação da saúde, "proporcionando o brincar como forma de lazer, alívio de tensões e como instrumento privilegiado de crescimento e desenvolvimento infantil" (Brasil, 2005).

Importância do brincar

O brincar está presente em todas as fases do desenvolvimento infantil. É uma atividade fundamental para aquisição das capacidades motora, cognitiva e social da criança e é considerado como um processo natural e espontâneo de aprendizagem e inter-relação com o meio ambiente que a cerca. Pode-se dizer que o brincar e o desenvolvimento infantil são processos interligados, sendo o brincar uma atividade com um fim em sim mesma[6].

A criança é um ser em constante crescimento; as brincadeiras e a forma como ela brinca são determinadas de acordo com sua faixa etária e aquisições motoras e cognitivas. O brinquedo e a ação do brincar tornam-se um meio para exercitar as funções corporais, ter o domínio de si e conhecer seus limites, enfrentar desafios, investigar e conhecer o mundo, de forma natural e espontânea[7].

Ao brincar, a maneira como a criança se envolve na brincadeira e como ela interage com o meio possibilita-lhe utilizar sua imaginação, fantasia e criatividade para criar um mundo único, diferente daquele predeterminado pelo adulto: um lápis ou uma caneta não serve somente para desenhar ou escrever; na mão de uma criança pode tornar-se um avião, uma espada ou tudo o que sua imaginação quiser.

É por meio do brincar que a criança entra em contato com a realidade e passa a interagir com o mundo, pois é uma atividade dinâmica que possibilita a interação com outros indivíduos e a formação de vínculos. No brincar em grupo, os componentes interagem por meio de regras, limites e respeito, iniciando assim o processo de socialização.

Em resumo, o brincar é uma atividade indispensável ao processo de desenvolvimento, manutenção e recuperação da saúde.

O brincar nas diversas faixas etárias

A seguir, serão apresentadas as indicações dos brinquedos de acordo com a faixa etária, com base na teoria do desenvolvimento cognitivo segundo Piaget[7], para facilitar didaticamente a melhor escolha do brincar ou do brinquedo. Um quadro simplificado também será apresentado com sugestões de brinquedos e brincadeiras nas respectivas etapas do desenvolvimento. É importante lembrar que a idade cronológica é somente um referencial para critério de indicação do brinquedo ou do brincar, visto que cada criança possui seu ritmo próprio de desenvolvimento.

Estágio sensório-motor (0 a 2 anos)

Este estágio é a base fundamental para todo o desenvolvimento da criança até a adolescência. Compreende desde os primeiros comportamentos reflexos até a formação da base do pensamento infantil[8]. A ação do brincar é guiada pelos órgãos dos sentidos, que vão se aperfeiçoando na medida em que a criança é estimulada.

A partir do primeiro mês, a atividade reflexa dá lugar aos movimentos voluntários e coordenados. As ações intencionais são consequência de uma aprendizagem em que a criança repete os movimentos que causam alguma reação, chegando a antecipar os resultados. A criança começa a explorar o seu próprio corpo, incorporando função e significado às suas ações. De início, ela pega objetos por tentativa e erro, mas depois intencionalmente, iniciando assim a preensão voluntária e o aperfeiçoamento da pinça polegar-indicador. Nessa fase, a criança também começa a ter a compreensão de que um objeto é permanente, mesmo que desapareça do seu campo visual. No Quadro 1 apresentamos exemplos de brinquedos e brincadeiras para essa fase.

No final do segundo ano, adquire precisão nos movimentos e melhor coordenação global, e realiza múltiplas experiências até conseguir resultados esperados. A presença do adulto é fundamental nessa fase, auxiliando a criança para que se desenvolva satisfatoriamente e vá se preparando para a fase seguinte.

Quadro 1 Brinquedos e brincadeiras correspondentes ao estágio sensório-motor (0 a 2 anos).

0 a 4 meses	4 a 8 meses	8 a 12 meses
Bebê observa a face humana Móbiles coloridos Brincadeiras corporais Argola de borracha para morder Chocalho Brincar de esconde/aparece Brinquedos sonoros	Chocalho musical Bonecos de vinil Móbiles e brinquedos que, ao serem tocados, produzem ação Brincar indicando as partes do corpo Recipientes com objetos dentro Objetos com diferentes tamanhos e texturas	Brinquedos aquáticos Brinquedos musicais que imitam vozes de bichos Objetos grandes para encaixe simples
12 a 18 meses	**18 a 24 meses**	
Brinquedos com cordão para puxar Objetos que possam ser empurrados Vasilhas com tampas Instrumentos musicais Objetos de diversos tamanhos e cores que possam ser sobrepostos e agrupados	Bolas grandes Carrinho de mão ou boneca para empurrar Giz de cera grosso Quebra-cabeça grande de figura inteira (1 peça) Encaixe de formas geométricas	

Estágio pré-operatório (2 a 7 anos)

Esta fase é marcada pelo desenvolvimento do pensamento. O pensamento da criança ainda não tem um caráter lógico, mas ela busca explicação para tudo e planeja mentalmente suas ações, ainda de forma primitiva. Inicia-se a fase do jogo simbólico – "o faz de conta" –, em que a criança procura reproduzir a realidade a partir do seu ponto de vista, expressando sentimentos em função de seus próprios desejos. Há o aperfeiçoamento da linguagem em todas as suas ações, aumentando-se a forma de expressão e comunicação.

Esta fase é dividida em período pré-conceitual (2 a 4 anos) e período intuitivo (4 a 7 anos).

Período pré-conceitual (2 a 4 anos)

Neste período, a atividade física é intensa: a criança corre, pula, anda de costas, sobe e desce escadas; os movimentos das mãos se aperfeiçoam, tornando-se precisos e finos.

A criança reconhece e agrupa objetos de acordo com uma única característica, diz o nome das cores e partes do corpo humano. Quer saber o nome de tudo, aprende a nomear e imitar sons e gestos de animais. Compreende ordens simples e gosta de ajudar em pequenas tarefas domésticas. É nessa fase que a linguagem evolui, a criança gosta de falar sozinha, tendo inclusive os "amigos invisíveis".

O brincar ainda é paralelo e gradativamente consegue participar de atividades grupais, esperar a vez e obedecer a regras. No Quadro 2, apresentamos exemplos de brinquedos e brincadeiras para essa fase.

Período intuitivo (4 anos a 7 anos)

Neste período, a atividade motora fina se aperfeiçoa e a criança é capaz de utilizar ferramentas manuais como chave, tesoura e agulhas.

É nesta fase que a criança começa a se tornar independente nas atividades da vida diária – alimentação, vestuário e higiene, tem opinião própria e escolhe as roupas que quer vestir, bem como as comidas que quer comer.

O brincar passa a ser cooperativo, e há preferência pelos jogos em grupos, com regras mais elaboradas.

A criança compreende conceitos espaciais a partir do próprio corpo – em cima / embaixo, na frente / atrás – e conceitos temporais a partir de sua rotina diária: ontem, amanhã, depois.

O jogo simbólico é bastante rico e gradativamente seu pensamento se estrutura de forma mais lógica; a criança passa a basear suas conclusões em fatos observados, utilizando os conceitos aprendidos.

Ao final deste período, compreende-se melhor o que é realidade e o que é fantasia nos jogos de "faz de conta". No Quadro 3, são apresentados exemplos de brinquedos e brincadeiras para essa fase.

Quadro 2   Brinquedos e brincadeiras correspondentes ao período pré-conceitual do estágio pré-operatório (2 a 4 anos).

Atividades ao ar livre	Atividades expressivas ou manuais	Faz de conta
Velocípede, triciclo Gangorra e balanço, com auxílio do adulto Brinquedos para brincar com areia, terra e água Brincadeiras de roda, pular, correr, escorregar Bola	Pintura a dedo Tinta e pincéis largos *Kits* para colorir Revista para rasgar com a mão Colagem Giz de cera, lápis de cor e papel sem pauta	Família de bonecos Casa de boneca e acessórios Veículos: carrinho, caminhão, trem, ônibus, avião, ambulância Fantoches grandes "Dedoches"
Livro e música	Jogos que desenvolvem destreza manual	Jogos perceptocognitivos
Livro de tecido com figuras de objetos Livro de histórias simples com repetição Pianinho, apito, corneta, pandeiro	Blocos grandes de construção para empilhar Encaixe para rosca manual Bate-pinos Prancha grande com orifício para costura com barbante	Jogos corporais Encaixe de figuras grandes, divididas em poucas partes Jogos de encaixe grandes Encaixes classificados de acordo com uma variável: cor, forma, tamanho Jogo com figura em pares Jogos que iniciem noções numéricas Dominó de figuras ou cores

Estágio operatório concreto (7 a 12 anos)

Neste período, o pensamento da criança é baseado em fatos reais e concretos a partir da lógica e de experiências vivenciadas. Ela começa a elaborar combinações mentais, aceitar premissas e concluir resultados.

Os conceitos espaciais passam a ser estabelecidos a partir de relações com objetos, e não mais pela criança consigo mesma; no que se refere aos conceitos temporais, ela começa a utilizar sistemas de medição como relógio e calendário.

Quadro 3   Brinquedos e brincadeiras correspondentes ao período intuitivo do estágio pré-operatório (4 a 7 anos).

Atividades ao ar livre	Atividades expressivas ou manuais	Faz de conta
Triciclo ou bicicleta com rodinhas Bola para chutar, pegar, encestar Jogo de argola Corda Patinete Bichos de estimação para cuidar	Lápis de cor grande Argila e massa de modelar Tesoura sem ponta Cola e papéis coloridos Tinta à base de água e pincel grosso Quadro-negro e giz	Miniaturas com mobiliários para vários ambientes Cenários em miniatura: circo, fazendinha, posto de gasolina, escola Bonecos representando profissões Brinquedos que imitam equipamentos hospitalares Bonecas que possibilitem trocas de roupas Roupas e acessórios para fantasia
Livros e música	Jogos que desenvolvem destreza manual	Jogos perceptocognitivos
Livro de histórias curtas e com figuras grandes Xilofone, pianinho, violão, flauta Ouvir e cantar música	Encaixe de rosca com ferramentas Brinquedos com botões e zíperes Carrinhos desmontáveis Jogos de montar com peças pequenas Jogos de enfiar contas	Quebra-cabeça com várias peças e com detalhes Blocos lógicos ou de sequência lógica Jogo de memória com poucas peças Jogo de sequência numérica ou alfabética Jogo que relacione número e quantidade Loto de figuras Jogo de tabuleiro competitivo

A criança é capaz de realizar classificações de objetos a partir de várias características, seriar e utilizar mentalmente os números. Desenvolve conceitos de quantidade, peso, volume, velocidade, ordem e casualidade. A seguir, no Quadro 4, são apresentados exemplos de brinquedos e brincadeiras para essa fase.

Quadro 4   Brinquedos e brincadeiras correspondentes ao estágio operatório concreto (7 a 12 anos).

Atividades ao ar livre	Atividades expressivas ou manuais	Faz de conta
Bicicleta Instrumento de jardinagem Jogo de bola que exija pontaria Teatro e cinema adequados para a idade Esportes	Uso de canetas hidrográficas coloridas Tintas e pincéis finos	Teatro de bonecos Dramatização
Livros e música	Jogos que desenvolvem destreza manual	Jogos perceptocognitivos
Livros de literatura infantil Histórias em quadrinhos Aulas de iniciação musical	Jogos competitivos que necessitam de coordenação motora fina: pega-varetas, jogo de pedrinha ou "cinco marias" Jogo de botão	Dominó com associações de ideias Jogo da velha Jogo de associação de figuras e palavras Jogos de tabuleiro: dama Jogo de mágica Brinquedos eletrônicos *Videogames* Xadrez

Estágio de operações formais (12 anos em diante)

Neste período, o pensamento é caracterizado pela capacidade de abstração, não necessitando de experimentação para compreender, analisar e propor soluções. O adolescente é capaz de levantar hipóteses e realizar deduções a partir do raciocínio lógico.

As atividades em grupo passam a ser mais comuns nesta fase, preferindo-se a convivência com seus pares à atividade individual. São estabelecidas relações sociais mais complexas, com capacidade de tomar decisões a respeito de si e do coletivo. A seguir, no Quadro 5, são apresentados exemplos de brinquedos e brincadeiras para essa fase.

Quadro 5   Brinquedos e brincadeiras correspondentes ao estágio de operações formais (12 anos em diante).

Atividades ao ar livre	Atividades expressivas ou manuais	Jogos perceptocognitivos
Esporte competitivo Cinema e teatro Exposições Passeios Shopping center Livros e música Contos e romances juvenis Utilização de instrumentos musicais	Teatro, dança Pintura em tela Esculturas Cerâmica Massa fria, biscuit Bijuterias	Jogos de tabuleiro que exijam raciocínio complexo Jogos cooperativos e de estratégias elaboradas Montagem de sistemas eletrônicos simples Brinquedos de experiências químicas

O brincar e a alimentação

Da mesma forma que o brincar é importante para o desenvolvimento infantil, a alimentação adequada também é essencial para o crescimento e desenvolvimento saudável da criança.

Utilizar um brinquedo e/ou brincadeiras para incentivar a aceitação da criança na hora da alimentação já não é assunto tão controverso. Utilizar recursos lúdicos para a explicação do cardápio na hora da alimentação pode ser um fator motivacional para aceitação da criança. O brincar enquanto linguagem pode auxiliar a criança na interação com a alimentação e, portanto, facilitar também a compreensão da importância dos alimentos para um desenvolvimento saudável. De acordo com a faixa etária, pode-se utilizar da criatividade na apresentação do prato na hora das refeições: corte dos alimentos em diferentes formatos, cardápios coloridos com montagem de carinhas com os alimentos, entre outros recursos.

Em relação à educação nutricional, o brincar, além de prazeroso e divertido, pode ser uma estratégia importante para o aprendizado da criança. Materiais pedagógicos referentes à alimentação são recursos potencialmente estimulantes na construção do conhecimento e na prática de ensino-aprendizagem[9]. A elaboração de jogos interativos, de memória e/ou jogos competitivos na construção da pirâmide nutricional, por exemplo, pode facilitar a assimilação dos conceitos desejados.

A escolha dos brinquedos

A escolha dos melhores brinquedos para a criança não deve se limitar somente às recomendações de faixa etária; é importante que os brinquedos estimulem a criança à ação, imaginação, exploração e aprendizagem[10]. Além disso, deve-se estar atento para as normas de legislação a fim de garantir o brincar de maneira segura.

Todo brinquedo fabricado e/ou comercializado no Brasil deve passar pelo processo de avaliação de conformidade de brinquedos e, se aprovado, obter o selo do Inmetro (Instituto Nacional de Metrologia, Qualidade e Tecnologia). Esse selo garante que o produto ou brinquedo tenha sido testado e aprovado por laboratórios credenciados, e que está dentro das normas de qualidade e segurança para utilização pelas crianças. Os brinquedos importados também devem passar pelo mesmo processo de certificação e conter o selo do Inmetro.

Segundo o Programa de Avaliação de Conformidade do Inmetro, são avaliados os seguintes itens[11]:

- impacto / queda: verifica-se o possível surgimento de partes pequenas e/ou cortantes, pontas agudas ou algum mecanismo interno no brinquedo que possa ser acessível à criança, quando em queda;
- mordida: visa descobrir se a mordida gera partes pequenas arrancadas pela boca, pontas perigosas ou partes cortantes;
- tração: verifica-se o surgimento de ponta perigosa funcional e risco de a criança cair sobre a ponta gerada, quando tracionada;
- químico: analisa-se a presença de metais pesados, nocivos à saúde, nos produtos;
- inflamabilidade: verifica-se se o brinquedo entra em combustão rápida e se o fogo se espalha pelo corpo da criança, caso ela passe perto do fogo com o brinquedo;

- ruído: verifica-se se o nível de ruído do brinquedo está dentro dos limites estabelecidos na legislação.

Essa avaliação é fundamental para garantir que o objeto não cause riscos à saúde da criança. O Inmetro também analisa a recomendação do fabricante para utilização do brinquedo de acordo com a faixa etária, visando principalmente evitar acidentes – os brinquedos com peças pequenas, por exemplo, não devem ser indicados para bebês e crianças menores.

É importante também verificar a embalagem do brinquedo. Deve-se observar se a caixa ou embalagem não apresenta grampos metálicos ou se o plástico ou a caixa não utiliza tintas tóxicas. A embalagem e o manual de instruções devem conter informações que possibilitem melhor utilização do brinquedo: faixa etária a que se destina; regras de montagem; modo de usar e regras do jogo; número de peças e conteúdo; eventuais riscos que possa apresentar; nome do fabricante ou importador.

Considerações finais

O brincar faz parte do universo infantil e deve estar presente no cotidiano da criança para que ela possa se desenvolver em todos os seus aspectos: motor, cognitivo, emocional, social e espiritual.

Nesse sentido, é fundamental não só a escolha dos melhores brinquedos para a criança de acordo com a faixa etária, mas também a presença de um adulto para valorizar e promover a ação do brincar, garantindo assim o meio, o espaço e tempo para ela exercitar essa atividade, que é fundamental para o desenvolvimento integral da criança.

Referências

1. Von C. A história dos brinquedos. São Paulo: Alegro; 2001.
2. Martins MF. Brincar é preciso: guia para mães, pais, educadores e para quem possa interessar. São Paulo: Evoluir; 2009.
3. Brasil. Constituição da República Federativa do Brasil. Brasília: Supremo Tribunal Federal, Secretaria de Documentação; 2017 [acesso em 10 mar

2018]. Disponível em: http://www.stf.jus.br/arquivo/cms/legislacaoConstituicao/anexo/CF.pdf.
4. Brasil. Estatuto da Criança e do Adolescente. Lei n. 8.069, de 13 de julho de 1990. Dispõe sobre o Estatuto da Criança e do Adolescente e dá outras providências. Diário Oficial da União 16 jul 1990 [acesso em 27 mai 2016]. Disponível em http://www.planalto.gov.br/ccivil_03/leis/L8069.htm.
5. Brasil. Ministério da Saúde. Portaria n. 2.261, de 23 de novembro de 2005. Aprova o Regulamento que estabelece as diretrizes de instalação e funcionamento das brinquedotecas nas unidades de saúde que ofereçam atendimento pediátrico em regime de internação. Diário Oficial da União 24 nov 2005 [acesso em 21 abr 2016] Disponível em: http://bvsms.saude.gov.br/bvs/saudelegis/gm/2005/prt2261_23_11_2005.html.
6. Takatori M. O brincar na terapia ocupacional. São Paulo: Zagadoni; 2012.
7. Piaget, J. Seis Estudos de Psicologia. 12ª ed. Rio de Janeiro: Forense Universitária; 1984.
8. Pierri SA, Kudo AM. Brinquedos e brincadeiras no desenvolvimento infantil. In: Kudo AM, Marcondes E, Lins MLF, Moriyama LT, Guimarães MLLG, Juliani RCT et al. Fisioterapia, fonoaudiologia e terapia ocupacional em pediatria. 2. ed. São Paulo: Sarvier; 1994. p. 247-52.
9. Vale LR, Oliveira MFA. Atividades lúdicas sobre educação nutricional como incentivo à alimentação saudável. Práxis 2016;8(1).
10. Kudo AM. A segurança por trás da brincadeira. In: Carneiro-Sampaio M. ABC da saúde infantojuvenil. Barueri: Manole; 2016.
11. Rocha LM. Programa de avaliação da conformidade para segurança do brinquedo. [S.l.]: Inmetro/Dqual/Dipac; 2005 [acesso em 10 mar 2018]. Disponível em: http://www.inmetro.gov.br/qualidade/iaac/pdf/seguranca-brinquedo.pdf.

Capítulo 5

Guia alimentar como instrumento de educação nutricional

Glauce Hiromi Yonamine

Introdução

Os guias alimentares representam instrumentos importantes de apoio para as ações de educação alimentar e nutricional. Em 2014, foi publicada a versão atualizada do *Guia alimentar para a população brasileira*, um documento oficial do Ministério da Saúde que aborda os princípios e recomendações de uma alimentação adequada e saudável para a população brasileira[1].

Em contraste com a velocidade com que as informações de dietas ou alimentos da moda se tornam popularmente divulgadas, na prática verifica-se que grande parte da população ainda não conhece as recomendações desse guia. Nesse sentido, os profissionais de saúde exercem papel fundamental na divulgação dessas recomendações.

O objetivo deste capítulo não é abordar as informações contidas no *Guia alimentar para a população brasileira*, já que esse material está disponível na internet e pode ser consultado de forma integral por qualquer membro da população. Neste capítulo, serão discutidas as ações que podem ser realizadas pelo profissional de saúde para que as recomendações de alimentação e nutrição sejam efetivamente adotadas pelas crianças, adolescentes e suas famílias.

Um novo olhar para as recomendações de alimentação e nutrição

Em um primeiro momento, as recomendações contidas na versão de 2014 do *Guia alimentar para a população brasileira* podem parecer impossíveis de serem adotadas na prática. Em relação à edição anterior, houve inserção de novos conceitos que precisam ser, aos poucos, incorporados pelos próprios profissionais de saúde, já habituados com suas rotinas de orientação. Por exemplo, é necessário entender como são categorizados os alimentos (*in natura*, minimamente processados, processados e ultraprocessados) e saber como identificá-los.

Dessa maneira, é importante considerar as recomendações como um direito da população ao conhecimento e acesso a uma alimentação adequada e saudável, e não encará-las como uma obrigação ou imposição.

Para cada família, existem diferentes realidades que podem facilitar ou dificultar a adoção das recomendações. Portanto, é importante individualizar as estratégias de orientação para cada situação e propor mudanças gradativas em direção ao modelo ideal de alimentação.

Como adotar as recomendações na prática

Primeiramente, é importante conhecer os hábitos e a rotina de vida da família, já que existem diferentes realidades ao considerar a população como um todo. É possível propor reflexões (com atividades individuais ou em grupo) sobre os hábitos e rotina de vida da família (Quadro 1).

Diante dessa avaliação, é fundamental sensibilizar a família para tornar a alimentação uma prioridade da rotina diária. Quando as famílias se conscientizam dessa importância, elas estão preparadas para as mudanças. Isso pode ser realizado por meio de uma reflexão sobre as prioridades da família e o gerenciamento do tempo no dia a dia, por exemplo, quanto tempo é destinado ao lazer, trabalho, atividades domésticas etc. Analisar as vantagens de se priorizar a alimentação, como menor custo, saúde, longevidade, qualidade de vida etc.

Quadro 1 Exemplos de reflexões sobre hábitos e rotina de vida da família.

Qual a prioridade que você dá para a alimentação?
Você aprendeu a cozinhar quando era criança? Quais são suas lembranças? Você sabe cozinhar? Gosta de cozinhar? O que acha sobre o assunto?
Onde mora? Tem acesso fácil a feiras livres, supermercados, sacolões?
Como faz as compras? Utiliza meio de transporte?
Tem apoiadores? Por exemplo: familiares (mãe e pai, avós), vizinhos, babá, empregada ou faxineira, cozinheira, motorista?
Quantas pessoas vivem na casa? Saudáveis? Doentes? É necessária a dedicação de tempo para cuidados de saúde para algum membro da casa?
Tem emprego formal? Quantas horas trabalha por dia? Quanto tempo demora para ir e voltar do trabalho?
Como está o orçamento familiar? Quanto gasta com alimentação, saúde, aluguel, diversão etc.? É possível reorganizar?

Em seguida, é importante estabelecer junto ao paciente (criança ou adolescente) e/ou a família quais as possíveis metas a serem combinadas, sem imposições ou julgamentos dessas metas pelo profissional. Existem fatores que dependem da própria família (mais fáceis de serem modificados) e fatores externos (mais difíceis de serem modificados). Nem sempre as modificações da rotina serão relacionadas à alimentação. O Quadro 2 ilustra alguns exemplos de modificações que podem ser realizadas.

Após estabelecer as metas, é possível detalhar como essas modificações serão realizadas na prática, com plano de ação e prazos. O Quadro 3 ilustra um modelo de plano de ação preenchido, que no caso da população pediátrica pode ser feito pelos familiares da criança ou adolescente.

Desenvolvimento de habilidades culinárias

Um dos pontos centrais do guia alimentar está em comer mais frequentemente preparações caseiras (o que significa cozinhar mais), limitando-se o consumo de alimentos industrializados processados e evitando os ultraprocessados.

Quadro 2 Exemplos de metas a serem estabelecidas com o paciente e/ou a família.

Modificações	Exemplos	Comentários
Planejamento do uso do tempo	Planilha de atividades da família (horário de escola, trabalho) Divisão de tarefas Cronograma de tarefas (compras, limpeza da casa)	Algumas mudanças podem otimizar o uso do tempo: p. ex., planejar previamente uma lista de compras, passar no supermercado no caminho de volta do trabalho, determinar dias específicos para cozinhar ou limpar a casa
Planejamento do orçamento	Avaliar gastos fixos, alimentação, escola, saúde, lazer	O planejamento financeiro permite organizar melhor os gastos da família e priorizar a compra de alimentos em vez de supérfluos
Aquisição de utensílios domésticos "facilitadores"	Panela de arroz, panela de pressão elétrica, *grill*, multiprocessador, máquina de lavar louças, micro-ondas	De acordo com o espaço na casa e disponibilidade financeira, é possível adquirir equipamentos que possam facilitar a rotina de alimentação e permitir realizar mais de uma tarefa ao mesmo tempo
Solicitação de apoiadores	Familiares, babá, faxineira, cozinheira etc.	De acordo com a disponibilidade de familiares e/ou financeira, é possível ter apoio para dividir responsabilidades e tarefas
Compras de alimentos	Modificar a disponibilidade de alimentos em casa	Avaliar os motivos associados à compra de ultraprocessados (p. ex., o *status* social em população de baixa renda) Não comprar alimentos ultraprocessados (p. ex., suco artificial em pó, refrigerante, macarrão instantâneo) ajuda a controlar o acesso a esses alimentos pelas crianças

Na prática, esse pode ser um grande obstáculo, pois o hábito de aprender a cozinhar com os pais e avós tem se perdido ao longo do tempo. Muitos pais atualmente não sabem ou não querem cozinhar e preferem "gastar" seu tempo com outras atividades.

Quadro 3   Exemplo de plano de ação preenchido.

Seus objetivos de vida (o que é importante para você) Viver muitos anos			
Nome: Maria da Silva			**Data:** 04/12/2014
Mudança de hábito e data	O que você fará? (quantos dias/ semana, quando, onde, como)	Obstáculos	Ideias para superar os obstáculos (quem e o quê)
Reduzir a quantidade de óleo que gasta no mês (12/12/2014)	Preparar frituras somente duas vezes na semana	Sabor Gosto da família	Pegar receitas novas com alimentos assados ou cozidos Trocar receitas com parentes e amigos Experimentar temperos naturais

Fonte: Brasil, 2016[2].

Portanto, a disposição dos pais para aprender a cozinhar ou aprimorar suas habilidades será fundamental nesse processo. Pode ser útil trocar experiências com familiares e amigos, consultar *sites* e *blogs* de receitas ou fazer cursos de culinária, mas é importante começar.

Cada família pode verificar como é possível facilitar essa atividade, de acordo com sua realidade (Quadro 4).

Entre os alimentos ultraprocessados, estão aqueles que sempre foram considerados como guloseimas ou inadequados para a alimentação infantil (por exemplo, suco artificial, refrigerante, macarrão instantâneo, salsicha, bala, chiclete, biscoito recheado, salgadinho de pacote). Mas essa categoria também engloba alimentos que são habitualmente consumidos no café da manhã e lanches, por sua praticidade (por exemplo, pão de forma, bisnaga doce e iogurte). Estes últimos podem ser inadequados pelas técnicas de processamento industrial e pelos ingredientes adicionados (por exemplo, gordura vegetal hidrogenada, espessantes, corantes, aromatizantes, emulsificantes e vários outros tipos de aditivos). A substituição desses alimentos pode ser um grande desafio (Quadro 5).

Quadro 4   Exemplos de ações para facilitar a rotina de preparo das refeições no dia a dia.

Ações	Comentários
Higienizar verduras logo após a compra. Utilizar centrífuga de salada, guardar em pote tampado e forrado com papel-toalha	Muitas famílias referem falta de tempo para fazer salada diariamente
Comprar legumes e verduras pré-higienizados, picados ou fatiados; carnes fatiadas ou moídas ou picadas	Proporciona praticidade e facilidade, porém pode ter maior custo
Fazer preparações em maior quantidade e congelar em porções	Preparações congeladas podem ser muito úteis quando ocorrem imprevistos no planejamento. Possuir *freezer* permite estocar maior quantidade de alimentos
Dividir tarefas	O ato de cozinhar envolve diversas etapas que podem ser divididas com os outros membros da família, especialmente os adultos

Quadro 5   Dicas para substituição de ultraprocessados no café da manhã e lanches das crianças.

Exemplos de ultraprocessados	Substituições
Biscoito industrializado Bolo industrializado Pão de forma Bisnaga doce Pão de hambúrguer Pão de *hot dog* Iogurte e bebida láctea adoçada e com corantes e saborizantes Barra de cereal Cereal matinal	Fruta ou salada de frutas ou fruta seca ou suco natural Iogurte natural com frutas ou mingau de aveia ou leite com cacau em pó Milho cozido, pipoca Cuscuz Tapioca com manteiga Bolo caseiro ou vendido em casa de bolo/padaria Pão caseiro ou vendido em padaria Biscoito caseiro ou vendido em padaria Patês caseiros *Chips* de batata-doce assada *Snack* de ervilha ou de grão-de-bico assado Castanhas

Alimentação com atenção e regularidade

Apesar de ser um fator que depende apenas de modificação dos hábitos da família, pode ser difícil alterar o hábito de comer em frente à televisão e de não ter horários regulares para a alimentação. É necessário explicar os motivos para essa orientação, pois a maioria dos pacientes não percebe sua importância.

Propaganda de alimentos e informações veiculadas na mídia

Atualmente, em razão da existência do *Guia alimentar para a população brasileira*, cada vez mais são lançados produtos industrializados com alegações como "artesanal", "caseiro", "com apenas XX ingredientes", "com ingredientes que você conhece". É preciso educar a população quanto à leitura de rótulos e à lista de ingredientes. Também é necessário limitar o tempo da criança ou adolescente diante da televisão, para que haja controle da exposição desses indivíduos a anúncios publicitários de produtos infantis.

Materiais de apoio

Com o objetivo de apoiar os profissionais de Atenção Básica, o Ministério da Saúde lançou uma série de materiais para serem utilizados nas ações de promoção da alimentação adequada e saudável de forma prática e efetiva. Estes e outros materiais estão disponíveis na biblioteca da Rede de Nutrição do Sistema Único de Saúde (Quadro 6).

Considerações finais

O *Guia alimentar para a população brasileira* deve ser considerado um modelo de alimentação adequada e saudável. A população tem direito de acesso às informações contidas no guia e os profissionais de saúde podem realizar ações para a divulgação dessas recomendações. É importante avaliar as possíveis estratégias de modificação do estilo de vida para que cada família consiga melhorar gradativamente sua alimentação.

Além dos hábitos alimentares propriamente ditos, que podem ser modificados por meio de avaliações, metas e planos de ação desenvol-

Quadro 6   Materiais de apoio.

Materiais de apoio	Comentário
Instrutivo: metodologia de trabalho em grupos para ações de alimentação e nutrição na atenção básica[2]	A metodologia apresentada neste instrutivo engloba o uso de estratégias e materiais educativos que objetivam promover encontros dinâmicos, participativos e compreensíveis para usuários com diferentes graus de instrução. As estratégias metodológicas adotadas são: A) Oficinas – estratégias coletivas que possibilitam o diálogo, a interação e a troca, favorecendo a construção coletiva do conhecimento e das práticas Duração de cerca de 40 a 60 minutos B) Ações no ambiente – estratégias coletivas que implicam a modificação do ambiente e a discussão, reflexão crítica sobre as práticas alimentares e seus resultados Duração de cerca de 15 a 20 minutos C) Painel – estratégia para promover a reflexão, informar os usuários, comunicar durante os intervalos das oficinas e das ações no ambiente, além de explorar as estratégias coletivas empregadas por meio de estrutura física fixada no espaço do serviço
Fôlderes[3]	Trabalham os dez passos para a alimentação adequada e saudável de forma fácil para uso no dia a dia, com ilustrações que permitam o acesso rápido à informação, mas também a reflexão sobre as escolhas e as práticas alimentares
Diário de bordo	Caderno de anotações para que o participante registre sentimentos, emoções e experiências, reflexões, comentários sobre a participação nas ações e suas construções
Livro de receitas: Na cozinha com as frutas, legumes e verduras[4]	Aborda desde a compra até o preparo dos alimentos, focando em preparações culinárias saudáveis, com base no incentivo ao consumo de frutas e hortaliças Livros de receitas são documentos importantes para preservar a tradição culinária e resgatar memórias afetivas, além de servirem como inspiração e ponto de partida para novas habilidades na cozinha
Livro: Desmistificando dúvidas sobre alimentação e nutrição[5]	Material de apoio para profissionais de saúde sobre dúvidas e mitos frequentes nas ações de promoção da alimentação adequada e saudável desenvolvidas na atenção básica

Fonte: Brasil, 2016[2].

vidos em adequação a cada família e seu estilo de vida, priorizando-se o preparo de alimentos e a substituição dos ultraprocessados, é importante levar em conta a exposição da população pediátrica ao apelo comercial de alimentos industrializados anunciados na mídia, e também a educação dos indivíduos para leitura de rótulos e embalagens. A conscientização e a modificação de hábitos que favoreçam a alimentação saudável e adequada são fatores essenciais para a efetiva adoção das recomendações pelas crianças, adolescentes e seus familiares.

Referências

1. Brasil. Ministério da Saúde. Secretaria de Atenção à Saúde. Departamento de Atenção Básica. Guia alimentar para a população brasileira. 2. ed., 1. reimpr. Brasília: Ministério da Saúde; 2014.
2. Brasil. Ministério da Saúde. Universidade Federal de Minas Gerais. Instrutivo: metodologia de trabalho em grupos para ações de alimentação e nutrição na atenção básica. Brasília: Ministério da Saúde; 2016.
3. Rede de Nutrição do Sistema Único de Saúde [acesso em 13 mar 2018]. Disponível em: http://ecos-redenutri.bvs.br/tiki-index.php?page=Biblioteca.
4. Brasil. Ministério da Saúde. Universidade Federal de Minas Gerais. Na cozinha com as frutas, legumes e verduras. Brasília: Ministério da Saúde; 2016.
5. Brasil. Ministério da Saúde. Desmistificando dúvidas sobre alimentação e nutrição: material de apoio para profissionais de saúde. Brasília: Ministério da Saúde; 2016.

Capítulo 6

Aleitamento materno: orientação na prática

Analisa Gabriela Zuchi Leite
Renata Hyppolito Barnabe
Vanessa Camargo Trida

Introdução

O aleitamento materno consiste no melhor alimento para o recém-nascido, sendo uma fonte cujos benefícios reverberam desde o início da vida até a idade adulta[1].

A amamentação tem conhecida relevância do ponto de vista biológico, nutricional, imunológico, econômico, psicológico e também ecológico, e interfere de maneira positiva no crescimento e desenvolvimento da criança. É considerada uma das estratégias que mais contribuem para evitar a desnutrição e a hospitalização, e auxiliam na prevenção da mortalidade no primeiro ano de vida, sendo recomendada sua prática, pela Organização Mundial da Saúde (OMS), de forma exclusiva até os 6 meses e complementada até os 2 anos ou mais[1,2].

Existem evidências de que crianças amamentadas ao seio apresentam melhores resultados em testes de inteligência, desenvolvimento cognitivo, maturação gastrintestinal e imunológica, além de criarem um melhor vínculo mãe-filho[3].

Porém, apesar de o leite materno e suas vantagens serem reconhecidos e recomendados, o que se observa na prática é uma amamentação que acontece de forma inadequada, desencadeando o desmame precoce.

A espécie humana é a única entre os mamíferos em que a amamentação e o desmame não são processos desencadeados unicamente pelo instinto, sofrendo influência, em grande parte das vezes, por circunstâncias socioculturais e econômicas. Por isso, o leite materno passou a ser gradativamente substituído por leites de outras espécies, cada vez mais modificados na tentativa de "assemelhar-se" ao leite humano[4,5].

Tendo em vista os obstáculos mencionados, a educação em larga escala, a adequação das práticas assistenciais, a disseminação de mensagens sobre amamentação exclusiva que levem em consideração as práticas culturais, o apoio e orientação às mulheres lactantes, a garantia dos direitos reprodutivos e a implementação da Norma Brasileira de Comercialização de Alimentos para Lactentes são estratégias fundamentais para o sucesso da amamentação[6].

Aleitamento materno

Apesar de ser biologicamente determinada, a amamentação deve ser aprendida. Não basta a mulher estar informada das vantagens do aleitamento materno e optar por essa prática. Para levar adiante sua opção, ela precisa estar inserida em um ambiente favorável à amamentação e contar com o apoio de um profissional habilitado a ajudá-la, se necessário[7].

A Iniciativa Hospital Amigo da Criança foi idealizada em 1990 pela Organização Mundial da Saúde (OMS) e pelo Fundo das Nações Unidas para a Infância (Unicef) a fim de promover, proteger e apoiar o aleitamento materno, tendo como objetivo mobilizar os funcionários e estabelecimentos de saúde para que mudem condutas e rotinas responsáveis pelos elevados índices de desmame precoce. Para isso, foram estabelecidos os "Dez passos para o sucesso do aleitamento materno", somando-se esforços com o Programa Nacional de Incentivo ao Aleitamento Materno (PNIAM), coordenado pelo Ministério da Saúde em prol da adoção de leis que protejam a mulher que está amamentando, do apoio a rotinas de serviços que promovam o aleitamento materno e do combate à livre propaganda de leites artificiais para bebês, bem como bicos, chupetas e mamadeiras[8].

A atuação de mão de obra especializada para atuar na promoção, incentivo e apoio à amamentação deve se estender não apenas após o parto, mas desde o pré-natal, parto e puerpério até a puericultura. A preparação precoce da mulher-mãe deve ser efetiva na forma de orientações que irão reverberar efeitos positivos e significativos na duração e no manejo adequado da amamentação[9].

No entanto, é no pós-parto que a esfera que envolve o binômio mãe-filho deve estar munida de profissionais habilitados e pessoas preparadas para oferecer suporte a ambos, principalmente quando se trata de recém-nascido prematuro e/ou com alguma doença associada. Nesses casos, o profissional de saúde é um elemento-chave para auxiliar e garantir a proteção e a promoção da amamentação e, consequentemente, o sucesso dessa prática[9].

A preparação e o auxílio para o manejo da lactação devem conter basicamente um conjunto de informações como:

- Anatomia e fisiologia da lactação.
- Cuidados com a mama e com a mãe que amamenta.
- Vantagens do leite materno e desvantagens do uso do leite não humano.
- Importância do contato pele a pele e do alojamento conjunto.
- Vantagens da amamentação na primeira meia hora de vida.
- Contraindicações à amamentação.
- Contraindicações ao uso de bicos artificiais ou chupetas a crianças amamentadas ao seio.
- Manejo da lactação (como amamentar).
- Encorajamento do aleitamento materno sob livre demanda.
- Possíveis problemas e como solucioná-los (por exemplo, o manejo do ingurgitamento mamário).
- Procura de ajuda, se houver necessidade.
- Atitude da mãe quando houver necessidade de se separar dos seus filhos, como em situações de retorno ao trabalho e/ou estudo[10].

Neste capítulo serão abordados alguns pontos desse preparo e auxílio no manejo da lactação.

Fisiologia da lactação

Anatomia da mama

As mulheres adultas possuem, em cada mama, entre 7 e 10 lóbulos, que são glândulas túbulo-alveolares que desembocam no mamilo de forma independente por meio de tantos outros ductos lactíferos. A região do mamilo, próxima a cada ducto, que se enche de leite quando o bebê mama é denominada de seio lactífero[11].

A partir do mamilo, os ductos lactíferos se dividem e subdividem até chegar às unidades ultraestruturais da mama, os ácinos ou alvéolos mamários, minúsculos saquinhos formados por células secretoras e rodeados por células contráteis mioepiteliais, que pela ação da ocitocina fazem a contração e ejeção do leite[10,11].

É importante orientar as mães sobre as diferenças de tamanho entre os seios, que se devem a variações na quantidade de gordura, e não na quantidade de tecido mamário. As mulheres com seios pequenos podem amamentar sem problemas[11].

Lactogênese

A lactogênese é definida como o processo de produção do leite, que acontece fisiologicamente, sem intercorrências para a maioria das mulheres ao longo da gestação, e tem continuidade no puerpério[12].

A lactogênese é dividida em duas fases: estágio I, que ocorre durante o segundo trimestre de gestação, com estimulação do desenvolvimento dos lactócitos e produção de colostro, e estágio II, o qual ocorre após o nascimento, com a estimulação de produção abundante de leite[13].

Ação hormonal no processo de produção do leite materno

Os principais hormônios que regulam a produção de leite são: a prolactina, a ocitocina e o fator inibidor da amamentação (FIL, do inglês *feedback inhibitor of lactation*)[11]. Tanto a prolactina como a ocitocina são secretadas pela hipófise, sendo a prolactina liberada pela hipófise anterior, e a ocitocina pela hipófise posterior. A prolactina atua sobre as células secretoras da mama, estimulando a produção de leite, enquanto a ocitocina atua sobre as células mioepiteliais, provocando sua contração e a ejeção do leite[11].

Prolactina

A prolactina tem sua concentração aumentada uniformemente a partir da quinta semana de gestação até o momento do nascimento do bebê. Apesar de a secreção de prolactina estar muito aumentada na gestação, a mama não secreta leite nesse período graças ao estrogênio, que está aumentado e se liga aos receptores de prolactina, não permitindo sua ação[12].

Após o nascimento do bebê e a expulsão da placenta, há uma queda acentuada nos níveis sanguíneos maternos de estrogênio, com consequente ação da prolactina, dando início à segunda fase da lactogênese e à secreção do leite[12].

A produção do leite logo após o nascimento do bebê, a qual costuma ocorrer até o terceiro ou quarto dia pós-parto, ocorre mesmo se a criança não sugar o seio, por causa da ação hormonal. Nesse momento, observa-se o aumento das mamas, que ficam extremamente sensíveis, túrgidas, doloridas, quentes e com sensação de formigamento. A apojadura ou descida do leite marca a mudança do controle endócrino para autócrino da lactação[12].

Por esse motivo, é aconselhável que todos os recém-nascidos sejam avaliados antes de receberem alta, especialmente quando há dificuldades em iniciar o aleitamento[14]. Nesse caso, o recém-nascido deve ser avaliado a cada 1 a 2 dias, até que o ganho de peso seja adequado e a mãe sinta confiança para amamentar[15].

A prolactina atinge níveis sanguíneos máximos na terceira ou quarta semana de puerpério, diminuindo de forma gradual e progressiva até retornar ao nível não gravídico. Entretanto, toda vez que a mãe amamenta o filho, os sinais nervosos que se originam nos mamilos dirigem-se à hipófise anterior e causam novamente aumento em dez a vinte vezes da secreção de prolactina, o que dura cerca de uma hora. Essa prolactina atua sobre as mamas, mantendo a secreção de leite nos alvéolos para os períodos subsequentes da amamentação[14].

Durante a noite, tanto os níveis basais quanto os picos de prolactina são mais altos. As mamadas noturnas são importantes para a manutenção da amamentação[11].

As mulheres que por algum motivo não possam oferecer o seio diretamente para o bebê, como mães de prematuros, por exemplo, devem ser orientadas a realizar a extração de leite materno diariamente, sendo recomendado que o façam de seis a oito vezes ao dia, com mínimo de quatro vezes ao dia, em torno de 20 minutos em cada mama, para que mantenham os níveis de prolactina altos e, consequentemente, uma boa produção de leite materno.

Atraso na lactogênese

O atraso na segunda fase da lactogênese, quando ocorre em até 6 a 10 dias pós-parto, pode estar associado a vários fatores como: parto cesáreo, parto prolongado, mamilo plano ou invertido, uso de chupeta, primiparidade, diabetes, medicamentos que inibem a prolactina ou a ocitocina, retenção de fragmentos da placenta, obesidade, frequência inadequada de aleitamento ou extração de leite e estresse materno durante o parto[14]. Essas mães merecem atenção especial pelos profissionais de saúde, para evitar a introdução errônea de substitutos do leite materno, inviabilizando-se a lactação.

Apesar de ser um processo fisiológico, muitas mulheres e bebês experimentam dificuldade na amamentação já nos primeiros dias, ainda no contexto hospitalar. A ação da equipe de saúde deve ser voltada para a identificação das dificuldades e intervenção que promova o aleitamento, primando-se pelo bem-estar da mãe e do filho.

Manejo da lactação

O sucesso da amamentação inicial depende basicamente de uma interação entre a mãe e seu filho com suporte familiar, comunitário e profissional apropriados em que se deve ter um olhar atento e abrangente, sempre levando em consideração os aspectos emocionais, a cultura familiar, a rede social de apoio à mulher, entre outros. Esse olhar necessariamente deve reconhecer a mulher como protagonista do seu processo de amamentar, valorizando-a, escutando-a e empoderando-a[5].

Preparo da mama

A preparação física das mamas para a lactação não tem se mostrado benéfica e, portanto, não tem sido recomendada como rotina. Exercícios para protrair os mamilos durante a gravidez, como espichar os mamilos e a manobra de Hoffman, na maioria das vezes não funcionam e podem ser prejudiciais, podendo inclusive induzir o parto. Dispositivos para protrair os mamilos também não têm se mostrado eficaz. A maioria dos mamilos apresenta melhora com o avançar da gravidez, sem nenhum tratamento[15].

Nos casos de mamilos planos ou invertidos, a intervenção logo após o nascimento do bebê é mais importante e efetiva do que intervenções no período pré-natal. Nesses casos, a orientação com demonstração no acompanhamento da mamada e o auxílio da pega ajudam na promoção e prolongamento da amamentação[15].

Quando iniciar

A amamentação deve ser iniciada tão logo quanto possível, de preferência na primeira meia hora após o parto. Essa situação cria um ambiente ótimo para a adaptação do recém-nascido à vida extrauterina e é considerada como um potencial mecanismo para a promoção do aleitamento materno[16].

A sucção espontânea do recém-nascido pode demorar até 2 horas após o parto, porém o contato precoce pele a pele com a mãe, imediatamente após o parto, está associado com maior duração da amamentação, melhor interação mãe-bebê, reduzido risco de icterícia ao bebê, menos choro do recém-nascido, melhor controle da temperatura do recém-nascido e níveis mais altos de glicose. Os benefícios maternos são aumento do estímulo da produção láctea e menos sangramento em razão da involução uterina mais rápida[5,16].

Há maternidades que garantem, além do manejo da lactação, um "cuidado a mais": o "*top* maternal". Trata-se de um *top* de algodão ajustável para permitir a permanência do bebê em contato direto pele a pele com sua mãe, ensejando ao binômio todo o benefício verificado nas evidências científicas até o momento. Também foi concebido para uso durante o trabalho de parto, a fim de minimizar o constrangimento das parturientes pelas mamas frequentemente expostas nesse período. Após alguns testes, o dispositivo desenvolvido por Albuquerque e colaboradores e confeccionado pela Associação de Voluntários do Hospital Leonor Mendes de Barros (VOMAT) foi adotado pelas pacientes do local[17].

Frequência, tempo e intervalo entre as mamadas

O aleitamento materno sob livre demanda deve ser encorajado, pois faz parte do comportamento normal do recém-nascido mamar com frequência, sem regularidade quanto a horários. O tempo de permanência na mama em cada mamada também não deve ser estabelecido, uma vez que a habilidade do bebê em esvaziar a mama varia entre as crianças e, num mesmo bebê, pode variar ao longo do dia, dependendo das circunstâncias. É importante salientar que a criança esvazie a mama para conseguir ingerir o leite posterior, pois o leite da metade para o final da mamada contém mais calorias e sacia a criança, pois é mais rico em gordura[15,18]. Depois de o bebê esgotar o primeiro peito e soltá-lo, deve-se oferecer o outro peito se necessário, pois, principalmente nos primeiros dias, o bebê costuma ficar saciado apenas mamando um peito[19].

O recém-nascido precisa ser amamentado frequentemente nos primeiros dias em razão da baixa produção de leite. Na prática, isso significa de dez a doze vezes em 24 horas. Do terceiro ao sétimo dia em diante, as mamadas podem ocorrer a cada 2 ou 3 horas[17]. A partir do primeiro mês, o bebê já consegue realizar intervalos maiores, de 4 a 6 horas, adaptando-se ao ciclo dia e noite.

Técnica de amamentação

A técnica de amamentação, ou seja, a maneira como a mãe se posiciona para amamentar e a forma como o bebê se posiciona, faz a pega e a sucção são os itens mais importantes para que o bebê consiga retirar, de maneira eficiente, o leite da mama sem machucar os mamilos da mãe, garantindo, assim, o sucesso e a duração do aleitamento materno. A Figura 1 demonstra onde o bebê deve abocanhar para conseguir esvaziar a mama sem machucar o mamilo.

Os sinais indicativos de técnica inadequada de amamentação são descritos como bochechas do bebê encovadas a cada sucção, ruídos e/ou mama aparentando estar esticada ou deformada durante a mamada. Uma posição inadequada na amamentação, seja da mãe ou do bebê, dificulta o posicionamento correto da boca em relação ao mamilo e à aréola, resultando no que chamamos de "má pega", que pode causar dor, machucar o mamilo (fissuras) ou dificultar o esvaziamento da mama e, consequentemente, levar a uma diminuição da produção do leite[19].

Com frequência, a pega inadequada nem é percebida, já que o bebê consegue mamar e às vezes até permanece longo tempo ao seio; porém, não ganha peso como esperado. Uma forma prática de avaliar se o bebê está ingerindo a quantidade de leite adequada é orientar as mães a observar o padrão urinário do bebê, que deve ser de seis a oito vezes ao dia[11].

Apesar de a sucção do bebê ser um ato reflexo, ele precisa aprender a retirar o leite do peito de forma eficiente. O bebê consegue pegar a mama adequadamente com uma abertura ampla da boca, abocanhan-

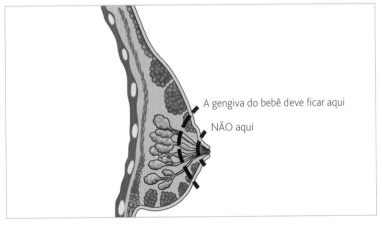

Figura 1   Região da mama a ser abocanhada pelo bebê para sucção efetiva.

do não apenas o mamilo, mas também parte da aréola, formando-se um lacre perfeito entre a boca e a mama, o que garante a formação do vácuo, indispensável para a extração efetiva do leite materno[19].

Posição da mãe para amamentar

Há várias posições conhecidas para amamentar. A mãe deve conhecer e experimentar todas as posições além da habitual para descobrir qual é a melhor posição para ela e o seu bebê. O que importa é que a dupla mãe e bebê não deixe a maternidade sem que pelo menos uma mamada seja observada criteriosamente por um profissional capacitado para verificar se a mãe precisa de ajuda[5,19].

Nessa observação deve-se verificar, entre outras coisas, o posicionamento e a pega para uma sucção efetiva.

Posicionamento

A mãe pode estar sentada, deitada ou em pé. O bebê pode permanecer sentado, deitado ou até em posição invertida (entre o braço e o lado do corpo da mãe). O fundamental é que ambos estejam confortáveis e relaxados. Existem quatro sinais indicativos da posição correta da criança:

1. O corpo e a cabeça devem estar alinhados, de modo que a criança não necessite virar a cabeça para pegar a mama.
2. O corpo do bebê deve estar encostado ao da mãe (abdome da criança em frente ao abdome da mãe).
3. Seu queixo deve estar tocando o peito da mãe.
4. A criança deve ser apoiada pelo braço da mãe, que envolve a cabeça, o pescoço e a parte superior do seu tronco. Em caso de crianças muito pequenas, a mãe deve apoiar também suas nádegas com a mão[5,19].

Pega: sucção efetiva

Para que a sucção seja efetiva, devem-se observar cinco pontos:

1. A boca do bebê deve estar bem aberta para abocanhar toda ou quase toda a aréola.
2. O lábio inferior deve estar voltado para fora e cobrir quase toda a porção inferior da aréola, enquanto a parte superior da aréola pode ser visualizada.
3. A língua deve permanecer acoplada em torno do peito.
4. As bochechas devem ter aparência arredondada.
5. A criança deve parecer tranquila com sucção lenta, profunda e ritmada e com períodos de atividade e pausa[5,19].

Antes de iniciar a pega, a mulher deverá ser orientada a palpar a aréola e verificar a flexibilidade areolar. Se a aréola estiver túrgida, deve massagear e ordenhar um pouco de leite para facilitar a pega. Uma forma fácil de avaliar a flexibilidade areolar é ensinar a mãe a realizar com o dedo indicador e o polegar a pinça da aréola (Figura 2); se ela conseguir realizar o pinçamento, o bebê também conseguirá realizar uma pega correta. Isso ajuda inclusive mulheres com bico plano, pseudoinvertido ou mesmo invertido, pois dessa forma é possível fazer um bico, que ao longo da amamentação vai se formando com a sucção do bebê.

Uma preocupação recorrente das mães ao amamentar é em relação à respiração do bebê, já que suas narinas podem, inicialmente, ficar mui-

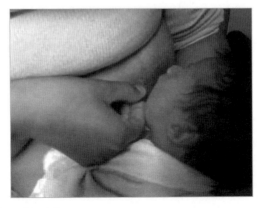

Figura 2   Pinça da aréola.

to próximas da mama. Contudo, não há necessidade de afastar a mama do nariz do bebê, pois ele mesmo o fará se precisar, pendendo a cabeça levemente para trás.

Quando o bebê abocanha a maior parte da aréola, essa pega correta proporciona a formação de um grande e longo bico que toca o palato, iniciando-se assim o processo de sucção. Os ductos lactíferos terminais, situados abaixo da aréola, são pressionados pela língua contra o palato, iniciando-se a saída do leite, ajudada pelo reflexo de ejeção mediado pela ocitocina. Caso a pega seja só no mamilo, pode haver erosão e/ou fissura mamilar por fricção continuada. A criança pode ficar inquieta, largar o peito, chorar ou se recusar a mamar, pois sem a pressão dos ductos lactíferos contra o palato, não há saída adequada de leite, levando a mulher a acreditar que tem "pouco leite", sentir dor, podendo então ser desencadeado o processo de desmame precoce[10,11,13].

Considerações finais

Existem evidências suficientes que embasam a recomendação de amamentação exclusiva por 6 meses e manutenção do aleitamento materno complementado até os 2 anos ou mais. Contudo, apesar de todos os esforços para incentivar o aleitamento materno no Brasil, o desmame precoce ainda é um desafio a ser trabalhado para garantir o adequado desenvolvimento da criança e reduzir a desnutrição e a mortalidade infantil.

Para isso, faz-se necessária a detecção precoce dos fatores de risco à interrupção do aleitamento materno para aconselhamento e manejo clínico adequados, bem como acompanhamento do binômio mãe-filho pelos profissionais de saúde.

A promoção, apoio e incentivo ao aleitamento materno devem ser passados à mãe e realizados tanto pelas instituições como pelos profissionais que a cercam, os quais devem estar munidos de conhecimento e também dispostos a observar e querer ajudar tanto no manejo clínico da lactação como na técnica de aconselhamento para conseguir enfrentar esse desafio em conjunto com a família.

Referências

1. Agreli RM. O aleitamento materno e as causas do desmame precoce: uma revisão bibliográfica. Belo Horizonte. Monografia [Especialização em Atenção Básica em Saúde da Família] – Universidade Federal de Minas Gerais; 2010.
2. Oliveira DS, Boccolini CS, Faerstein E, Verly Jr E. Breastfeeding duration and associated factors between 1960 and 2000. J Pediatr 2017;93(2):130-5.
3. Frota MA, Aderaldo NNS, Silveira VG, Rolim KMC, Martins CM. O reflexo da orientação na prática do aleitamento materno. Cogitare Enfermagem 2008;13(3):403-9.
4. Barros MD, Carneiro-Sampaio MMS. Milk composition of low birth weight infants' mothers. Acta Paediatr Scand 1984;73:693.
5. Kunz C, Rodriguez PM, Koletzko B. Nutritional and biochemical properties of human milk, part I: general aspects, proteins and carbohydrates. Clin Perinatol 1999;26:307-33.
6. Venâncio SM. Aleitamento materno exclusivo. In: Neto CM, coordenador. Manual de aleitamento materno. 3. ed. São Paulo: Federação Brasileira das Associações de Ginecologia e Obstetrícia; 2015. p. 33-6.
7. Giugliani ERJ, Lamounier JA. Aleitamento materno: uma contribuição científica para a prática do profissional de saúde. J Pediatr 2004;80 Supl 5:S117-18.
8. Albuquerque RS, Neto CM. O papel da instituição no incentivo ao aleitamento materno. In: Neto CM, coordenador. Manual de aleitamento materno. 3. ed. São Paulo: Federação Brasileira das Associações de Ginecologia e Obstetrícia; 2015. p. 26-32.
9. Araújo RMA, Almeida JAG. Aleitamento materno: o desafio de compreender a vivência. Rev Nutr 2007;20(4):431-8.
10. Brasil. Ministério da Saúde. Secretaria de Atenção à Saúde. Departamento de Atenção Básica. Saúde da criança: nutrição infantil: aleitamento materno e alimentação complementar. Brasília: Ministério da Saúde; 2009.
11. González C. Manual prático de aleitamento materno. São Paulo: Timo; 2016.
12. Ferro NG, Vale IN, Carmona EV, Abrão ACFV. Factors related to unsuccessful lactogenesis – a literature review. Online Braz J Nurs 2009;8(3).
13. Kent JC. How breastfeeding works. J Midwifery Women's Heatlh 2007;52:564-70.

14. Eglash A, Montgomery A, Wood J. Breastfeeding Dis Mon 2008;54:343-411.
15. Giugliani ERJ. O aleitamento na prática clínica. J Pediatr 2000;76 Supl 3:S238-52.
16. Keister D, Roberts KT, Werner SL. Strategies for breastfeeding success. Am Fam Physician 2008;78(2):225-32.
17. Albuquerque RS, Neto CM, Massari DAS, Kuzuhara JSW, Mattar JG. Percepção de mulheres atendidas no Hospital Maternidade Leonor Mendes de Barros e equipe de trabalho sobre o uso do top maternal: um olhar para o conforto e para a amamentação. [Apresentação no VII Congresso Brasileiro de Enfermagem Obstétrica e II Congresso Internacional de Enfermagem Obstétrica e Neonatal; 2011 out 30-nov 1; Florianópolis, Santa Catarina].
18. Berne RM, Levy MN, Kolppen BM, Stanton BA. Fisiologia. 5.ed. Rio de Janeiro: Elsevier; 2004. p. 900-4.
19. Teruya K, Serva VB. Manejo da lactação. In: Rego JD, editor. Aleitamento materno. São Paulo: Atheneu; 2002. p. 113-30.

Capítulo 7

Educação nutricional em hospital

Camila Pugliese
Adriana Hidelfonso Zampolo
Maria Aparecida Carlos Bonfim

Introdução

Hábitos alimentares saudáveis devem ser estimulados desde a infância, pois ajudam no desenvolvimento adequado dos indivíduos e auxiliam na prevenção de doenças crônicas não transmissíveis. É na infância, durante o processo de socialização, que as crianças aprimoram a percepção para sabores, começam a ter suas preferências por determinados alimentos e iniciam o desenvolvimento do seu comportamento alimentar[1].

É consenso que as crianças comem o que gostam e que nem sempre suas preferências são compatíveis com uma dieta saudável. Elas são predispostas a rejeitar alimentos novos (neofobia) e a associar os sabores aos contextos sociais e às consequências fisiológicas pós-ingestão.

O hospital configura-se como uma instituição complexa na qual pacientes e familiares e/ou acompanhantes convivem com a dor e a doença, exigindo-se um esforço para se adaptarem à nova situação, imposta pelo processo de adoecimento. O paciente e sua família passam a vivenciar os limites impostos pela hospitalização, que pode desconsiderar suas subjetividades, tendo que adaptar-se às regras, fazendo-os assumir uma postura passiva diante dos profissionais da saúde e das situações que enfrentam nesse contexto[2].

A aquisição de conhecimento é um processo construído pelo indivíduo durante toda a sua vida, não estando pronto ao nascer, nem sendo adquirido passivamente graças às ações do meio[3]. Numa enfermaria pediátrica, o desenvolvimento de crianças não é diferente. Mesmo doentes, elas continuam interagindo, apropriando-se das informações disponíveis no meio e transformando-as em conhecimento. O papel da educação é, então, estimular essa construção, possibilitando a cada criança uma reflexão sobre o meio, sua doença, seus sentimentos e ajudando-a a entender o que acontece com ela e ao seu redor. Dessa forma, a educação no hospital pode fortalecer a autoestima das crianças para o enfrentamento da situação de hospitalização.

A educação nutricional é um processo gradual, lento e longo. Ensinar a comer é ensinar bons hábitos alimentares, e os métodos utilizados para isso variam com a idade da criança, seu nível educacional, o meio em que vive e os recursos de que dispõe[4,5].

À medida que as crianças crescem, elas adquirem conhecimentos e assimilam conceitos. Essa fase é ideal para fornecer informações sobre nutrição e promover atitudes positivas em relação aos alimentos. Esse aprendizado pode ser informal e natural, como em casa com os pais, na escola, no hospital, entre outros[4,5].

As abordagens educativas e pedagógicas adotadas na educação nutricional devem privilegiar os processos ativos, que incorporem os conhecimentos e práticas populares, contextualizados nas realidades dos indivíduos, suas famílias e grupos, possibilitando a integração permanente entre a teoria e a prática[6].

Ações de instrução e ensino intermedeiam o processo de educação, o qual ocorre em um cotidiano social e é inerente à vida. Segundo Boog, "não comemos nutrientes, mas alimentos, e os significados deles na esfera afetiva, psicológica e nas relações sociais não podem jamais ser desconsiderados pela Educação Nutricional. Educar no campo da nutrição implica criar novos sentidos e significados para o ato de comer"[7].

O comer situa-se entre a natureza e a cultura, participando de ambas. Partindo-se desse princípio, a reunião de um grupo de pessoas associada à presença de alimentos regionais e típicos ocorre desde a época do Brasil colonial, como parte de nossa história, e é de grande influência até os dias atuais. O emprego de alimentos regionais, no que concerne ao seu sentido psicológico, é um elemento poderoso de defesa coletiva, mantendo-se, dessa forma, as características da nutrição popular[8,9].

A educação é uma das possibilidades para suscitar processos de humanização, pois promove o outro, tornando-o humano. Nos hospitais, isso pode ser traduzido utilizando-se de inúmeras atividades mediante processos interativos entre o profissional, os pacientes internados e aqueles que os acompanham. "Ninguém educa ninguém, como tampouco ninguém se educa a si mesmo: os homens se educam em comunhão, mediatizados pelo mundo"[10].

Dessa forma, a educação nutricional em hospital pediátrico atua num contexto fundamental em relação à promoção de hábitos saudáveis desde a infância. O nutricionista é o profissional habilitado para desenvolver atividades de educação alimentar e nutricional, com a responsabilidade social de incentivar e criar um espaço institucional, a fim de valorizar a importância dessas ações, inclusive em níveis governamentais[11].

A educação nutricional constitui atividade privativa do nutricionista segundo a Lei federal 8.234/91, que regulamenta a profissão de nutricionista e busca fundamentalmente a autonomia do paciente, sendo considerada uma oportunidade de crescimento e desenvolvimento pessoal[11,12].

A American Dietetic Association (ADA) descreve o cuidado nutricional como o envolvimento de atenção à avaliação do estado nutricional, à identificação das necessidades nutricionais do indivíduo, ao planejamento de objetivos no cuidado nutricional, à implementação de atividades nutricionais e à avaliação do cuidado nutricional[13].

O processo de cuidado nutricional engloba ações de humanização, sobretudo em unidades de internação, nas quais muitos pacientes pediátricos permanecem por tempo prolongado, necessitando de atenção psicológica e humanitária, além das ações assistenciais do nutricionista. Juntamente à importância da avaliação nutricional, identificação de risco nutricional e implementação da terapia nutricional adequada, a educação alimentar e nutricional tem se mostrado importante e eficaz na atenção ao paciente pediátrico internado. Inúmeras ações direcionadas à educação nutricional hospitalar são realizadas no Instituto da

Criança do Hospital das Clínicas da Faculdade de Medicina da Universidade de São Paulo (HC-FMUSP) como parte do processo de internação, a fim de oferecer melhor assistência ao paciente.

Atividades de educação nutricional na internação

Em pediatria, jogos, brincadeiras e atividades lúdicas prendem a atenção da criança e permitem transmitir informações que contribuirão para o aprendizado. A família tem papel fundamental para a formação de hábitos alimentares saudáveis; logo, ela deve estar envolvida nesse processo de ensino-aprendizagem[14].

A implementação de atividades de educação nutricional em serviços públicos de saúde é um desafio e deve ser considerada como um dos fatores para a promoção da educação nutricional[15].

As ações educativas de alimentação e nutrição devem ser realizadas com base em um diagnóstico educativo, destacando-se a importância da estruturação de um planejamento com objetos, recursos, atividades, efeitos e contexto da intervenção, objetivando-se o grupo populacional para o qual a ação será dirigida[16,17].

Atividades pedagógicas como brincadeiras, fôlderes e contação de histórias são métodos estratégicos essenciais na aplicação da educação alimentar e nutricional infantil por despertarem o interesse da criança pelo assunto de forma prazerosa, auxiliando nos processos de mudança de hábitos alimentares e facilitando a aceitação de suas restrições para melhor aderência à dietoterapia.

O contexto hospitalar é oportuno para aplicação de atividades relativas não só à educação nutricional, como também às ciências pedagógicas, aproveitando-se o tempo prolongado de internação para implementação de ações de acolhimento, instrução, educação e vínculo. Para isso, juntamente à equipe multidisciplinar, deve-se estudar o contexto em que a criança ou o adolescente está inserido, bem como o envolvimento familiar, para que juntos possam traçar metas de planejamento até a execução de atividades que visam ao aprimoramento do ensino e, ao final, avaliar os resultados obtidos.

Dessa forma, as atividades de educação nutricional durante a internação de pacientes pediátricos visam, sobretudo, aliar a teoria à prática de forma a aplicar exercícios em grupo e individuais, de acordo com a faixa etária. A contextualização da criança no meio ambiente, o relacionamento desta com outras de classes sociais diversas e o estabelecimento de vínculos do profissional com o paciente são determinantes no processo saúde-doença.

O Instituto da Criança do HC-FMUSP recebe trimestralmente estagiários do curso de graduação em nutrição da Faculdade de Saúde Pública da USP, os quais, em parceria com os nutricionistas do hospital, implementam estratégias para serem aplicadas junto aos pacientes internados, de acordo com as necessidades concernentes à condição atual, idade, grau de instrução, doença e tema desejado pelos pacientes. As atividades escolhidas são submetidas à aprovação do nutricionista hospitalar responsável pela educação continuada, que avaliará o projeto quanto à exequibilidade, custo, tempo, estratégias de implementação e resultados. Os estagiários da graduação são avaliados e treinados pelos nutricionistas para conhecimento da rotina hospitalar e execução da tarefa de educação nutricional junto aos pacientes e seus acompanhantes.

Finalmente, os resultados das atividades são avaliados pelos nutricionistas envolvidos no projeto, de forma a estudar possibilidades de melhoria no serviço e no atendimento nutricional ao paciente. Projetos de melhoria decorrentes da avaliação dos resultados das atividades de educação nutricional desenvolvidas são avaliados junto à chefia da equipe de nutrição.

Algumas das atividades de sucesso já realizadas pela equipe de nutrição no sentido de promover educação nutricional hospitalar estão descritas a seguir.

1. **Teatro com temática de alimentação infantil, em que os pacientes participam como personagens da história (Figura 1).** A participação das crianças em atividades em grupo torna o aprendizado mais prazeroso, evidenciando-se que o envolvimento de cada um é importante para o resultado final.

98 Educação nutricional em pediatria

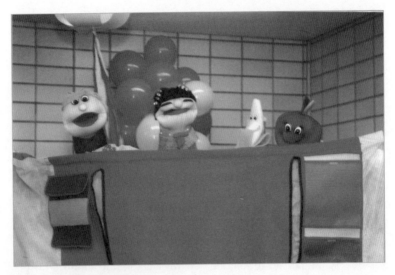

Figura 1   Teatro de fantoches.

2. **Jogo de tabuleiro com *quiz* de perguntas e respostas sobre alimentação e funcionamento do corpo humano (Figura 2).** Pode-se jogar em dupla ou entre mais crianças, possibilitando-se a interação entre elas e a consequente disputa do conhecimento sobre alimentação que cada uma possui.
3. **Jogo "cara a cara" dos alimentos com baixo e rico teor de potássio (Figura 3).** As crianças podem jogar individualmente, em dupla ou grupos pequenos. Ao abrir uma carta que contém um desenho de uma fruta com baixo ou alto teor de potássio, deve-se descobrir a outra carta que contenha a mesma figura. Pacientes nefropatas que necessitam de restrição de potássio tornam-se mais independentes ao poderem fazer suas escolhas dentre as possibilidades.
4. **Caça-palavras (Figura 4).** No caça-palavras, o paciente precisa saber diferenciar os alimentos *in natura* dos processados. Na gravura, a atividade segue o mesmo princípio e depois a criança poderá co-

Educação nutricional em hospital 99

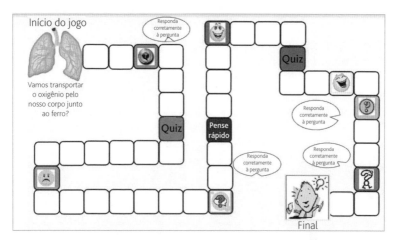

Figura 2 Jogo de tabuleiro.

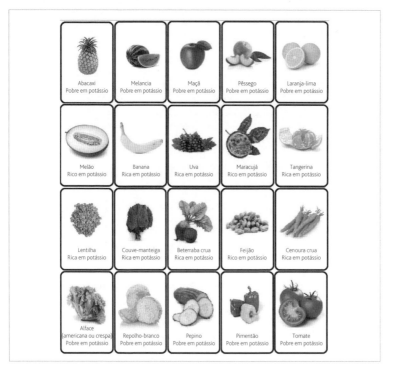

Figura 3 Jogo "cara a cara".

lorir. Essas atividades podem ser realizadas até no próprio leito, quando o paciente estiver impossibilitado de locomoção ou em casos de isolamento de contato ou respiratório.

Caça-palavras

Procure no quadro as palavras abaixo.

Alimentos naturais

MAÇÃ
BANANA
VERDURAS
CEBOLA
BETERRABA
MELANCIA
LENTILHA
ALFACE
TOMATE
HORTALIÇAS
AMENDOIM
FEIJÃO
ABOBRINHA
ACELGA

J	Y	Ê	J	O	Ó	Á	C	Y	O	C	Ã	Õ	B	É	Q	Í	Z	O	L
E	C	A	F	L	A	H	S	M	Ã	Q	W	Ç	A	V	L	M	B	Ú	À
Q	H	B	Ó	P	I	R	U	L	I	T	O	Z	N	Í	P	Ã	U	A	M
Ã	O	O	Y	V	L	E	B	W	S	O	D	G	A	Ú	I	Õ	T	I	N
T	R	M	O	Q	C	T	É	À	L	O	D	K	N	N	C	Ò	Ô	C	E
Ê	T	B	Ê	Q	E	E	F	R	Ó	Í	D	N	A	À	O	Ú	C	N	T
Z	A	O	H	Z	B	L	Ó	E	T	N	Z	A	E	Ó	L	Õ	F	A	E
Ã	L	M	Á	A	O	C	Õ	F	Ó	A	B	B	S	M	É	U	C	L	V
É	I	Õ	U	C	L	I	P	R	A	C	Ú	A	U	S	A	E	H	E	R
X	Ç	Q	V	E	A	H	Z	I	Í	O	L	R	U	R	E	À	O	M	O
E	A	Ê	E	L	D	C	F	G	H	Ç	A	R	O	V	B	C	C	D	S
Z	S	A	R	G	Z	I	P	E	A	A	J	E	T	B	V	O	O	À	H
S	S	Ô	D	A	A	T	O	R	M	P	N	T	I	Ú	Ô	L	L	R	Ê
C	Ó	Í	U	D	O	L	Ã	A	B	G	A	E	O	C	E	E	A	O	P
D	U	J	R	M	W	M	J	N	Ú	Ó	R	B	C	M	N	N	T	G	A
C	A	L	A	B	D	O	I	T	R	S	A	S	S	A	G	T	E	N	N
Q	U	T	S	T	Â	U	E	E	G	P	L	Ó	I	Ç	Ê	I	I	I	F
V	E	D	E	À	Õ	C	F	Õ	U	Ê	Ê	Z	B	Ã	H	L	U	L	J
G	A	H	C	I	S	L	A	S	E	Q	H	C	I	U	A	H	Y	R	R
Ò	Ô	Ó	D	G	A	H	N	I	R	B	O	B	A	R	U	A	O	Á	R

Alimentos processados

SORVETE
BISCOITO
REFRIGERANTE
CHICLETE
PROCESSADOS
SALSICHA
CHOCOLATE
BOLO
BALA
BOMBOM
PIRULITO
PAÇOCA
PICOLÉ
HAMBÚRGUER

Figura 4 Caça-palavras.

5. **Olimpíadas da nutrição (Quadro 1):** funciona como uma gincana de quem acerta mais questões sobre nutrição, de acordo com a sua patologia de base, e sobre alimentação saudável.

A prática executada nesses projetos fomenta tanto no aluno como no profissional um pensamento crítico, no sentido de articular a teoria e a prática, aliando-as à necessidade da comunidade, no caso, do paciente. A intervenção nutricional na internação é de fundamental importância para a promoção da alimentação adequada de acordo com a patologia, sobretudo na continuidade após a alta hospitalar.

Quadro 1   Perguntas para olimpíadas da nutrição.

1. Qual destes alimentos fornece cálcio para a formação dos nossos ossos e dentes? A. Carne. B. Arroz. C. Leite.
2. Para ter uma alimentação com mais fibras, eu devo comer mais: A. Pães e massas. B. Água. C. Frutas e verduras.
3. A criança que está com anemia por falta de ferro deve comer: A. Azeite. B. Carne. C. Cereais.

Festas temáticas como instrumento de educação nutricional

As festas temáticas infantis podem auxiliar na educação nutricional de uma criança, visto que atuam num processo de inserção social, convivência e estímulo a conhecer novos alimentos, sabores e receitas provenientes de diferentes preparações.

As formas lúdicas chamam a atenção do público infantil e geram interesse em conhecer e degustar alimentos até então desconhecidos. O prazer de estar em um ambiente agradável deixa lembranças de que aquele alimento é bom, atuando na imaginação e na criação de boas expectativas em relação a novos alimentos. Desse modo, os hábitos alimentares e as relações com a alimentação serão fortalecidos, principalmente em virtude do ambiente que propicia aos pacientes a degustação de novos alimentos e preparações e o compartilhamento social.

Mensalmente, são realizadas festas temáticas no Instituto da Criança para comemorar os pacientes aniversariantes do mês e, sobretudo, promover um ambiente de alegria e integração social e alimentar. Esporadicamente, voluntários fantasiam-se de personagens infantis e folclóricos para interagir com as crianças, tirando fotos, conversando e propiciando um momento comemorativo e de descontração. Outras formas de voluntariado já fizeram parte desse projeto, como coral natalino, doação de ovos de Páscoa e presentes em datas festivas como Dia das Crianças e Natal.

Como ferramenta do cuidado nutricional, os pacientes são identificados pelo nome, número do registro hospitalar, data de nascimento e tipo de dieta prescrita de acordo com a respectiva patologia. As receitas servidas nas festas são previamente selecionadas pela equipe de nutricionistas da cozinha e da coordenação do projeto. São realizadas na cozinha as mesmas preparações nas versões com e sem sal, sem açúcar e sem leite, para contemplar os pacientes que necessitam dessas restrições. São priorizadas receitas e preparações culinárias que remetem à festa, como bolos, pipoca, frutas no palito, sucos, pão recheado, entre outros. Além disso, o ambiente conta com decoração temática tanto nas paredes quanto na mesa principal, com o bolo de aniversário. As mesas que comportam os pacientes e acompanhantes são forradas com toalhas coloridas que compõem parte da decoração e dispõem de ilustrações para colorir e lápis de cor. Músicas infantis e com conteúdo educativo são também parte integrante do processo, com o intuito de as crianças vivenciarem um momento diferente do dia a dia durante o processo de internação. Os pacientes que não podem participar da festa – por recebimento de medicação, isolamentos por precaução ou demais impossibilidades clínicas, avaliadas sempre caso a caso – recebem a merenda especial no próprio leito, ou seja, também comem os alimentos que foram servidos na comemoração. A festa é previamente organizada e agendada pelo nutricionista responsável pelo Serviço de Nutrição juntamente à equipe de humanização do hospital. Participam do evento nutricionistas clínicos, da produção e da coordenação/chefia, nutricionistas residentes de nutrição, terapeutas ocupacionais, recreacionistas, equipe da humanização e equipe de apoio da nutrição. A promoção dessas festas é uma ideia apoiada e elogiada por uma auditoria externa certificada, de modo a incentivar que esse projeto continue como parte da assistência ao paciente internado.

Educação nutricional em hospital 103

A seguir são apresentadas algumas fotografias das festas temáticas realizadas no Instituto da Criança do HC-FMUSP: festa de Halloween (Figura 5), festa com personagens de quadrinhos (Figura 6), festa com personagens clássicos infantis (Figura 7), festa temática com personagens infantis (Figura 8) e festa da primavera (Figura 9).

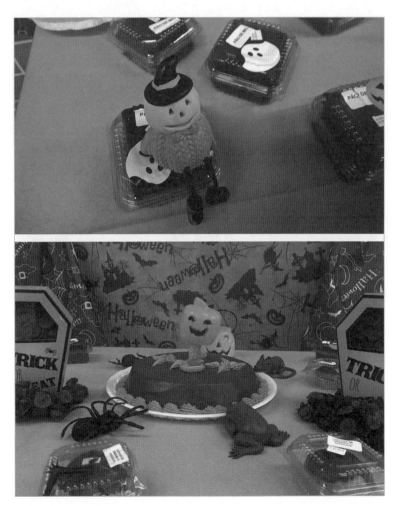

Figura 5   Festa de Halloween.

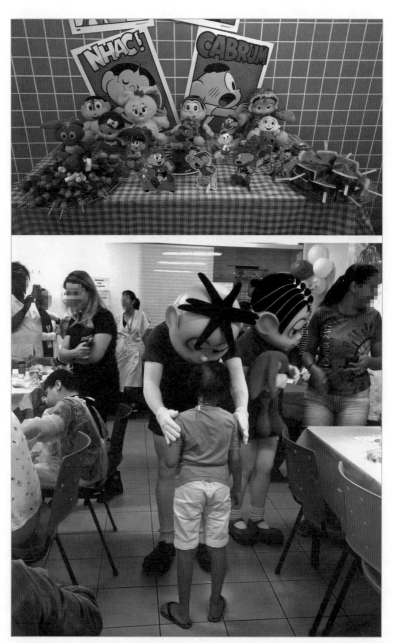

Figura 6 Festa temática com personagens de quadrinhos.

Educação nutricional em hospital 105

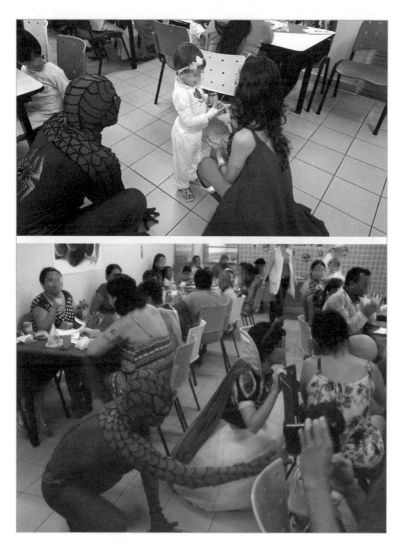

Figura 7   Festa com personagens clássicos infantis.

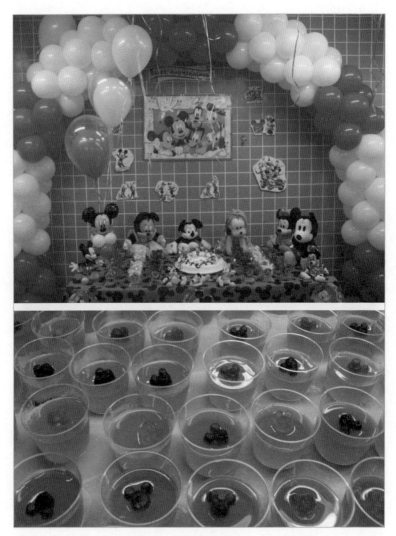

Figura 8   Festa temática com personagens infantis.

Educação nutricional em hospital 107

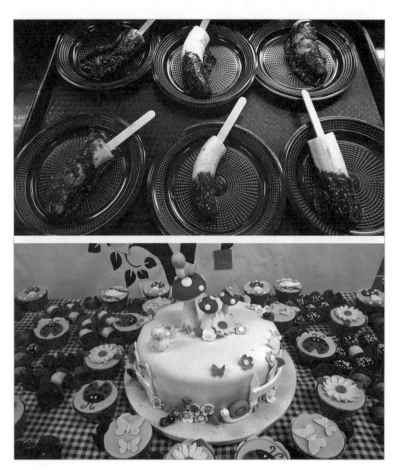

Figura 9 Festa da primavera.

Princípios utilizados no desenvolvimento das festas temáticas
- Variar a apresentação da alimentação da criança com pratos coloridos e atraentes.
- Usar a criatividade.
- Não disfarçar as verduras e legumes na alimentação das crianças, pois elas não devem ser enganadas. É mais correto ensiná-las a comer beterraba, por exemplo, em preparações coloridas e atraentes, do que cozê-la misturada a outros alimentos para que a criança não perceba.
- Crianças não toleram preparações apimentadas ou com excesso de tempero. O sabor suave é o que mais lhes agrada.
- Pratos muito cheios não estimulam a criança a comer bem.
- Utilizar formas lúdicas de promover um ambiente alimentar saudável e integrativo.

Educação nutricional para a alta hospitalar

A promoção do autocuidado tem como foco principal apoiar as pessoas para que se tornem agentes produtores sociais de sua saúde, ou seja, para que elas se empoderem em relação à sua saúde. Os principais objetivos do apoio ao autocuidado são gerar conhecimentos e habilidades às pessoas para que conheçam e identifiquem seu contexto de vida, e para que adotem, mudem e mantenham comportamentos que contribuam para a sua saúde[6].

As crianças de todas as idades possuem dificuldades em aceitar e ajustar-se a mudanças nos hábitos de saúde e estilo de vida em razão de sua capacidade limitada de racionalização; assim, nem sempre compreendem os motivos por que devem mudar seus hábitos e executar certas tarefas. Permitir que as crianças façam parte do planejamento de seus cuidados pode ajudá-las a sentir-se no controle da situação[18].

É essencial a contribuição de todos os agentes envolvidos nesse processo de mudanças, como o da equipe multiprofissional, da família, da escola e primordialmente da criança, respeitando-se sempre o seu nível de compreensão, para que ocorra a promoção e adoção satisfatória de novas práticas, diante do contexto imposto pelo adoecimento.

A orientação de alta nutricional tem como objetivo promover a reeducação alimentar do paciente, diminuindo-se assim o risco de reinternação por motivos nutricionais. Esse é um processo que se inicia na internação, instituindo-se a terapia nutricional de acordo com a patologia do paciente, acompanhando e monitorando-a e, por fim, promovendo o planejamento nutricional para a alta hospitalar.

Durante todo o período de internação, é importante informar os pacientes e familiares sobre a conduta nutricional instituída e, gradativamente, esclarecer as dúvidas, sempre que necessário.

No dia da alta ou no dia anterior, é importante entregar ao paciente e família a orientação por escrito conforme as necessidades de sua patologia (restrições dietéticas, quando necessárias). O material de orientação deve ser elaborado com informações concisas e escrita objetiva e clara para facilitar a interpretação e compreensão pelo leitor.

Ao final do capítulo são apresentados alguns impressos disponibilizados aos pacientes e seus familiares no momento da alta hospitalar pelos nutricionistas do Serviço de Nutrição do Instituto da Criança (Anexos 1 e 2). É importante atentar-se para o fato de que a orientação inicial será baseada sempre em uma alimentação saudável adequada para a idade, objetivando-se a promoção de hábitos alimentares saudáveis.

Referências

1. Costa GG, Dias LG, Borghetti CBG, Fortes RCF. Efeitos da educação nutricional em pré-escolares: uma revisão de literatura. Comun Ciênc Saúde 2013;24(2):155-68.
2. Gomes GC, Erdmann AL, Oliveira PK, Xavier DM, Santos SSC, Farias DHR. A família durante a internação hospitalar da criança: contribuições para a enfermagem. Esc Anna Nery Rev Enferm 2014;18(2):234-40.
3. Fontes RS, Vasconcellos VMR. O papel da educação no hospital: uma reflexão com base nos estudos de Wallon e Vigotski. Cad Cedes 2007;27(73):279-303.

4. Macedo CAP, Bello KL, Palha LAG. A criança que não come. São Paulo: Atheneu; 2002.
5. Mahan LK, Arlin MT. Krause alimentos, nutrição e dietoterapia. 8. ed. São Paulo: Roca; 1995.
6. Brasil. Ministério do Desenvolvimento Social e Combate à Fome. Marco de referência de educação alimentar e nutricional para as políticas públicas. Brasília, DF: MDS; Secretaria Nacional de Segurança Alimentar e Nutricional; 2012.
7. Boog MCF. Educação nutricional: por que e para quê? J Unicamp 2004; 18(260):2-8.
8. Rossi P. Comer: necessidade, desejo, obsessão. São Paulo: Editora da Unesp; 2014.
9. Cascudo LC. História da alimentação no Brasil. 4. ed. São Paulo: Global; 2011.
10. Freire P. Pedagogia do oprimido. 13. ed. Rio de Janeiro: Paz e Terra; 1983.
11. Conselho Federal de Nutricionistas. Lei federal nº 8.234, de 17 de setembro de 1991. Regulamenta a profissão de nutricionista e determina outras providências. Diário Oficial da União 18 set 1991.
12. Boog MCF. Educação nutricional em serviços públicos de saúde. Cad Saúde Pública 1999;15 Supl 2:139-47.
13. American Dietetic Association. Identifying patients at risk: Ada's definitions for nutrition screening and nutritional assessment. J Am Diet Assoc 1994;94(8):838-9.
14. Ramos M, Stein LM. Desenvolvimento do comportamento infantil. J Pediatr 2000;76(3):227-29.
15. Boog MCF. Educação nutricional: passado, presente, futuro. Rev Nutr PUCCAMP 1997;10(1):5-19.
16. Boog MCF. Educação em nutrição: integrando experiências. Campinas: Komedi; 2013.
17. Cervato-Mancuso AM. Elaboração de um programa de educação nutricional. In: Diez-Garcia; Cervato-Mancuso, organizadores. Mudanças alimentares e educação nutricional. Rio de Janeiro: Guanabara Koogan; 2011. p. 187-97.
18. Martins C. Aconselhamento nutricional. In: Cuppari L. Guia de nutrição: nutrição clínica no adulto. 2. ed. Barueri: Manole; 2005.

Capítulo 7 - ANEXO 1

Alimentação saudável – escolar

Refeição	Alimento	Quantidade	Substituições
Café da manhã	Leite puro ou com café ou com chocolate em pó	1 copo (150 a 200 mL)	Queijo, iogurte ou coalhada
	Pão francês	1 unidade	Biscoito doce ou salgado*, bolo*, pão*, milho cozido, cuscuz, tapioca, mandioca cozida
	Manteiga	1 colher (chá)	Requeijão*, homus*, geleia*, pasta de amendoim*
	Mamão	1 fatia	Maçã, pera, banana, melancia, abacate, abacaxi, uva, laranja, kiwi, caqui, morango ou outra fruta da época ou frutas secas
Lanche da manhã	Laranja ou suco de fruta natural	1 unidade ou 1 copo pequeno (150 mL)	Maçã, pera, banana, melancia, abacate, abacaxi, uva, kiwi, caqui, morango ou outra fruta da época ou frutas secas

(continua)

ALIMENTAÇÃO SAUDÁVEL – ESCOLAR (continuação)

Refeição	Alimento	Quantidade	Substituições
Almoço e jantar	Arroz	4 a 6 colheres (sopa)	Macarrão, polenta, batata, batata-doce, inhame, cará, mandioca ou mandioquinha
	Feijão	1 concha grande	Lentilha, ervilha, grão-de-bico ou soja
	Carne	3 a 5 colheres (sopa) ou 1 bife	Bovina, frango, peixe, porco, miúdos ou ovo
	Cenoura cozida	3 a 4 colheres (sopa)	Abobrinha, vagem, chuchu, quiabo, nabo, rabanete, pepino, tomate, berinjela, jiló, abóbora, beterraba ou outros
	Alface crua ou verdura cozida	4 folhas ou 2 colheres (sopa)	Escarola, agrião, rúcula, almeirão, acelga, repolho, couve, brócolis, couve-flor ou outros
	Banana	1 unidade	Maçã, pera, melancia, abacate, abacaxi, uva, laranja, kiwi, caqui, morango ou outra fruta da época ou frutas secas
Lanche da tarde ou lanche da noite	Leite puro ou com café ou com chocolate em pó	1 copo (150 a 200 mL)	Queijo, iogurte ou coalhada
	Biscoito doce*	4 a 6 unidades	Biscoito salgado*, bolo*, pão*, milho cozido, cuscuz, tapioca, mandioca cozida, pão francês

*preparações caseiras

ORIENTAÇÕES PARA A IDADE

- A criança em idade escolar tem mais autonomia para escolher os alimentos e é influenciada pela escola, amigos, televisão etc. É muito importante que você continue incentivando os bons hábitos alimentares.
- Não insista nem agrade a criança para que ela aceite qualquer alimento. Também não a obrigue.

- O exemplo do adulto é mais importante que conselhos ou castigos.
- Incentive a prática de atividade física. Limite o tempo de televisão e *videogame* ou computador a, no máximo, 2 horas por dia.
- A responsabilidade dos cuidadores é oferecer alimentos saudáveis e variados. Sempre coloque verduras e legumes no prato, mesmo que a criança não aceite, variando o modo de preparo. Seu filho tem o direito de escolher o quanto e o que quer comer e de ter preferências e aversões.

FIQUE ATENTO À ALIMENTAÇÃO NO DIA A DIA

Comer com regularidade e atenção
- Procure fazer as refeições sempre nos mesmos horários.
- Evite "beliscar" alimentos nos intervalos entre as refeições.
- Coma devagar, mastigando bem os alimentos.

Comer em ambientes apropriados
- Limpos e tranquilos, longe da TV, telefone ou computador.

Comer em companhia
- Sempre que possível, realizar as refeições com familiares, amigos ou colegas de escola.

Habilidades culinárias
- Cozinhar em companhia, quando viável, compartilhando as atividades domésticas que envolvem as refeições.
- Quanto maior a prática, menor será o tempo gasto para preparar os alimentos.
- Organizar a despensa doméstica e definir o cardápio da semana, facilitando, assim, o planejamento e as compras.
- Cozinhar preparações a mais para serem congeladas e utilizadas posteriormente (como feijão e carnes).
- Verduras e legumes podem ser higienizados e secos com antecedência.

Comendo fora de casa
- Preferir restaurantes a quilo, cozinhas comunitárias e restaurantes populares a redes de *fast-food*.
- Quando for permitido e viável, leve suas refeições e lanchinhos de casa.

Capítulo 7 - ANEXO 2

Alimentação saudável para diabetes

Uma alimentação saudável é aquela que contém todos os nutrientes em quantidades adequadas para garantir o perfeito crescimento e desenvolvimento da criança e do adolescente, assim como o bom funcionamento do organismo.

Ingredientes do prato saudável

Cereais, pães, tubérculos e raízes

Alimentos ricos em carboidratos, necessários para manter a energia e o equilíbrio do organismo. Dê preferência aos carboidratos de origem integral. Exemplos: arroz integral, farinha integral (para pães, bolos e tortas), macarrão integral. Outras fontes: farinha de milho, milho, tubérculos e raízes como batatas, mandioca, inhame, cará etc.

Frutas, verduras e legumes

Este grupo proporciona a maior parte das vitaminas e sais minerais necessários para uma boa saúde. Lembre-se: quanto mais colorido, mais nutritivo!

Proteína animal

Carnes e ovos são alimentos compostos basicamente por proteína, utilizada pelo nosso organismo para a produção de tecidos, enzimas e compostos do sistema de defesa. Além disso, são ricos em ferro e vitaminas B6 e B12. Quando consumidas nas quantidades adequadas, ajudam a prevenir as anemias ferropriva e megaloblástica.

Leite e derivados

São os maiores fornecedores de cálcio, mineral envolvido na formação de ossos e dentes, na contração muscular e no sistema nervoso.

Proteína vegetal

São fontes de proteína e ferro (feijão, lentilha, ervilha, soja, sementes, castanhas e nozes).

Gordura

É considerado o combustível mais energético das nossas células, porque possui nove calorias em cada grama. Há três tipos de gorduras: as gorduras saturadas (carnes vermelhas gordas, frango com pele, manteiga, leite integral), as monoinsaturadas (azeite de oliva, óleo de canola, peixe) e as poli-insaturadas (óleo de soja, milho, girassol).

Óleos

Use quantidades mínimas de óleo vegetal quando cozinhar. Escolha os de soja, milho, girassol ou canola. Prefira as formas de preparo que utilizam pouca quantidade de gordura, como assados, cozidos, ensopados e grelhados. Nas saladas, utilize azeite de oliva ou outro óleo vegetal, em pequena quantidade. Recomendação de uso de óleo é de uma lata ou frasco de 900 mL por mês para uma família de quatro pessoas.

Açúcar

O açúcar é um carboidrato simples encontrado nos alimentos naturais como frutas e leite. Ele já está presente na maioria dos alimentos que consumimos no dia a dia, como biscoitos, bolos, doces e até no pão. **Atenção:** o excesso de açúcar causa uma série de problemas, desde cáries a doenças mais graves, como obesidade, diabetes, gordura no fígado e nível alto de triglicérides.

Como montar um prato saudável?

Café da manhã (Figura 1)
- Leite com café ou achocolatado ou batido com frutas ou iogurte.
- Pão francês integral.
- Incrementos: margarina, manteiga, requeijão, creme de ricota, queijos.
- Frutas.

Lanches intermediários (para comer entre as refeições) (Figura 2)
- Iogurtes, queijos, queijos processados reduzidos em gorduras.
- Biscoitos de fibras, *cookies* integrais, barras de cereais sem açúcar e ricas em fibras, cereal integral sem açúcar, torradas com fibras.
- Frutas em geral.

Almoço e jantar (Figura 3)
Preencha a metade do prato com verduras e legumes crus e/ou cozidos. A outra metade, divida em dois e preencha 1/4 do prato com ali-

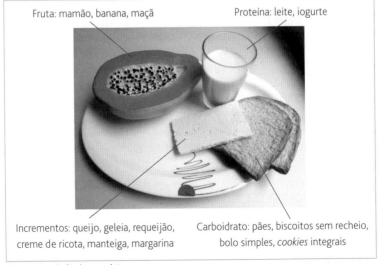

Figura 1   Café da manhã.

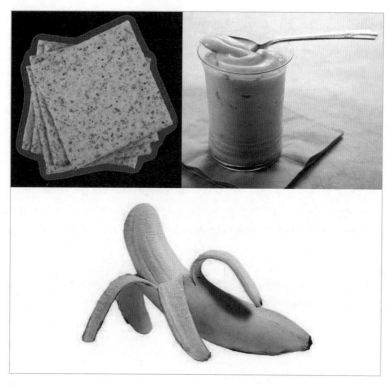

Figura 2   Lanches intermediários.

mentos ricos em proteína animal e vegetal e o outro 1/4 com fontes de carboidratos. Se necessário, complemente a refeição com uma porção de fruta como sobremesa.

Para substituir uma das refeições ocasionalmente

Inclua uma fonte de carboidrato que seja rica em fibras: pão francês integral, pão de forma com fibras, pão sírio integral, torradas integrais.

Vegetais à vontade: tomate em rodelas, alface, rúcula, agrião, escarola, cenoura ralada ou em rodelas finas, beterraba ralada, repolho picado, abobrinha picada ou em rodelas, berinjela, pepino, espinafre.

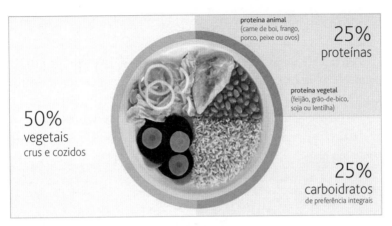

Figura 3   Almoço e jantar.

Fontes de proteína magra, que podem ser duas: um laticínio e um substituto de carne. Por exemplo: requeijão ou queijos cremosos reduzidos em gorduras, queijo branco magro, ricota, *cottage*; ou peito de peru, presunto magro, rosbife, atum ralado, frango desfiado, ovo mexido.

Dicas importantes que fazem diferença na adoção de hábitos saudáveis

Refeições em família: prepare as refeições de maneira que possam ser saboreadas por toda a família. Procure fazer, pelo menos, 1 refeição por dia com a família.

Porções: sirva os alimentos em porções controladas em vez de colocar em travessas, para evitar o consumo de grandes quantidades e repetição de pratos.

Controle: não deixe acessíveis os alimentos calóricos. Enfatize o que a criança pode comer, em vez de reforçar o que ela não pode.

Não brigue: não critique a criança durante as refeições para evitar que ela desconte as frustações no prato de comida. Se ela se acostumar a comer demais, por outras razões que não a fome, provavelmente continuará a fazer isso pelo resto da vida.

Elogie: sempre elogie qualquer progresso que a criança estiver fazendo.

Evite: oferecer alimentos ricos em gordura, açúcar e sódio, principalmente se for como forma de recompensa. Exemplo: se tomar vacina, ganha um chocolate, sorvete etc.

Fartura: mantenha a geladeira com frutas, leite e iogurte.

DICA: use pratos menores; a criança terá a impressão de que está comendo mais!

Orientações gerais

- Faça 5 a 6 refeições por dia, em horários regulares.
- Sente-se à mesa, coma devagar e mastigue bem. Neste momento, o ambiente deve ser agradável (sem televisão ou música).
- Substitua o açúcar por adoçantes artificiais:
    - Sacarina e ciclamato
    - Aspartame
    - Sucralose
    - Esteviosídeo
- Fazer rodízio na composição dos adoçantes.
- Prefira preparações cozidas, assadas, grelhadas ou refogadas. Evite frituras.
- Em caso de hipoglicemia (dextro abaixo de 60 mg/dL): oferecer 1 colher (sopa) rasa de açúcar ou 1/2 copo de suco de laranja ou 1 sachê de glicose ou 3 sachês de mel ou 3 balas do tipo jujuba.
- Pratique atividade física. Limite o tempo em frente à televisão, computador ou *videogame* a, no máximo, 2 horas por dia. Faça uma refeição antes de iniciar a atividade física.
- Endereços eletrônicos úteis:
    - www.diabetes.org.br
    - www.adj.org.br
    - www.anad.org.br
    - www.sanofi-aventis.com.br (versão *on-line* do livro *Comida que cuida 2*)

Capítulo 8

Educação nutricional no ambulatório

Cristina Yuri Takakura
Larissa Baldini Farjalla Mattar
Lenycia de Cassya Lopes Neri

Introdução

O atendimento ambulatorial visa suprir uma demanda de pacientes em acompanhamento médico sem indicação de internação hospitalar. São pacientes que, apesar de possuir doença crônica, podem usufruir da qualidade de vida de rotina semelhante à de outras crianças, exceto pela necessidade de acompanhamento médico e da equipe multiprofissional no hospital periodicamente.

No Instituto da Criança do Hospital das Clínicas da Faculdade de Medicina da Universidade de São Paulo (HC-FMUSP), a demanda é de pacientes portadores de doenças crônicas e que, muitas vezes, necessitam de ajustes dietoterápicos para melhora de comorbidades. O atendimento nutricional é realizado após as consultas médicas para discussão dos casos e verificação de exames recentes. Após avaliação do estado nutricional, é necessário que o nutricionista assuma uma postura de educador ao passar o conteúdo de adaptações dietéticas para melhora da saúde.

Abordagem geral do paciente pediátrico

A abordagem em pediatria deve ter enfoque lúdico para ter maior efetividade. Estratégias de educação alimentar e nutricional devem ser realizadas de acordo com cada faixa etária para obter maior participação da criança ou adolescente na consulta e maior adesão às orientações em ambiente domiciliar.

No contexto de hospital público, adequações são realizadas para criação e aplicação de dinâmicas de baixo custo e também adaptadas, geralmente, para um público com baixo poder aquisitivo para compra de alimentos.

Um tipo de abordagem é a utilização de materiais educativos como jogos ou dinâmicas rápidas que são efetuados durante o tempo de consulta, com enfoque em pontos específicos da dietoterapia do caso. Como exemplo, será descrito a seguir o jogo das metas.

Jogo das metas
Material
- Cartela com quadro de três metas: uma difícil (cor vermelha), uma fácil (cor verde) e outra de nível intermediário de dificuldade (cor amarela).
- Cartas com diversas propostas de mudança (comer à mesa, comer sem distrações, comer mais frutas, comer mais verduras e legumes, experimentar novas receitas, mastigar bem os alimentos, trocar mamadeira por copo, beber mais água, diminuir guloseimas, evitar comer alimentos fora do horário das refeições, entre outras).

Dinâmica

Existem duas possibilidades de aplicação deste jogo:

- **Possibilidade 1:** tem o objetivo de maior conscientização de aspectos a melhorar na alimentação, quando existem muitos erros alimentares. Todas as cartas são dispostas na mesa e o paciente é convidado a separar as metas que já realiza em seu dia a dia daquelas que ainda precisa melhorar.

Após separar as cartas, o paciente é convidado a escolher três metas (uma fácil, uma difícil e uma de nível intermediário de dificuldade) a serem cumpridas até o retorno.

A partir das metas escolhidas, é elaborado um planejamento estratégico para conseguir cumpri-las até o retorno.
- **Possibilidade 2:** realizada quando existem poucos erros alimentares. Somente as cartas com erros alimentares observados durante inquérito nutricional são colocadas na mesa.

O paciente é convidado a escolher três metas (uma fácil, uma difícil e uma de nível intermediário de dificuldade) a serem cumpridas até o retorno.

A partir das metas escolhidas, é elaborado um planejamento estratégico para conseguir cumpri-las até o retorno.

Além dessa abordagem geral, algumas especialidades possuem características específicas e merecem destaque nas ações de educação alimentar e nutricional em ambulatório. São exemplos dessa abordagem diferenciada a obesidade infantil e a dieta cetogênica para epilepsia refratária.

Obesidade infantil

A obesidade é uma doença de etiologia multifatorial que envolve aspectos genéticos, metabólicos, nutricionais, socioeconômicos, culturais, psicológicos e de hábitos de vida. Ocorre um desequilíbrio entre ganho e perda de energia, e o excesso de energia acumula-se no organismo em forma de gordura, depositando-se no tecido adiposo[1].

Dados da Organização Mundial da Saúde (OMS) de 2010 mostram mais de 42 milhões de crianças menores de 5 anos acima do peso, das quais 35 milhões estão em países em desenvolvimento e 92 milhões com risco para sobrepeso e obesidade.

No Brasil, dados da Pesquisa de Orçamentos Familiares (POF 2008-2009) realizada pelo Instituto Brasileiro de Geografia e Estatística (IBGE) apresentaram um aumento importante no número de crianças acima do peso em todo o país, principalmente na faixa etária entre 5 e 9 anos de idade. O número de meninos acima do peso mais que dobrou entre 1989 e 2009, passando de 15 para 34,8%, respectivamente. Já o número de obesos teve um aumento de mais de 300% nesse mesmo grupo etário, indo de 4,1% em 1989 para 16,6% em 2008 e 2009. Entre as meninas, essa variação foi ainda maior: 2,4 em 1989 para 11,8% em 2009[2].

A orientação nutricional é essencial no tratamento da criança e adolescente obesos porque visa à reformulação permanente do hábito alimentar a fim de evitar possíveis consequências que a obesidade possa acarretar na vida adulta[3].

No Instituto da Criança, entre as estratégias de intervenção na obesidade infantil, são realizadas atividades de educação nutricional em grupo, em que é possível trabalhar um assunto específico relacionado à obesidade e abrir espaço para troca de ideias entre os profissionais, crianças, adolescentes e familiares.

As atividades têm como objetivos principais: desenvolver nos pais, crianças e adolescentes o interesse pela importância da alimentação no tratamento da obesidade; promover hábitos alimentares saudáveis; possibilitar a troca de informações de maneira interativa; criar um vínculo positivo com o paciente para melhorar a adesão ao tratamento; identificar dificuldades do tratamento; e complementar o atendimento individual.

Grupo com crianças

A equipe de nutrição realiza sistematicamente atividades educacionais em grupos de pacientes com obesidade infantil. São pacientes, em geral, com diversos erros alimentares e cuja etiologia da obesidade não tem bases endócrinas ou síndromes genéticas. Esses grupos são amplamente beneficiados por atividades nutricionais.

Em razão de a faixa etária do grupo (6 a 14 anos) ser precoce, é imprescindível a presença dos acompanhantes no grupo. Os responsáveis pelas crianças podem auxiliar nas atividades e acompanhar a evolução do aprendizado em nutrição. Além disso, muitas vezes o adulto confirma as respostas das crianças, comprovando evoluções ou testemunhando dificuldades.

O aprendizado em grupo gera um clima de amizade e compartilhamento de aflições em que pais e crianças se sentem à vontade para trocar experiências e vitórias na luta diária contra a obesidade. Muitas vezes, relatos de algumas crianças e pais possuem efeito motivacional para demais participantes.

As atividades são elaboradas levando-se em consideração a faixa etária e a capacidade cognitiva do grupo. Em grupos etários com dificuldades de leitura e/ou escrita, por exemplo, atividades com figuras devem ser implementadas. Estratégias lúdicas com movimentação corporal sempre são preferidas para promover maior gasto energético e favorecer o divertimento das crianças.

As atividades possuem a seguinte rotina sistematizada:

1. Ao chegar, os pacientes passam por uma avaliação antropométrica (aferição de peso e estatura e cálculo de índices antropométricos pelo programa Anthro e AnthroPlus da Organização Mundial da Saúde) de maneira individualizada e confidencial. Antes da avaliação, a criança é questionada sobre sua percepção de evolução ponderal, se acredita que diminuiu, aumentou ou não modificou seu estado nutricional. Após a avaliação, os resultados são apresentados ao paciente e acompanhante.
2. Após os pacientes terem suas medidas aferidas, todos são direcionados a uma sala reservada para a atividade do dia. Cerca de 30 a 45 minutos são destinados a essa prática: as crianças realizam e os pais acompanham e participam de maneira secundária. Algumas das ações planejadas possuem premiação (como medalha, brinde ou estrelinha adesiva na camiseta), outras não. Todas as atividades são desenvolvidas por meio de um planejamento sequencial de avanço dos conhecimentos nutricionais. É dada preferência por abordagens comportamentais (o que a criança faz no dia a dia) em vez de abordagens cognitivas (o que a criança sabe que é melhor para a saúde), pois assim é reforçada a prática diária de uma alimentação saudável.
3. Após realização da atividade, todos os pacientes são atendidos individualmente e metas personalizadas e estabelecidas em conjunto com o paciente e seu acompanhante são firmadas para o próximo encontro.
4. Os encontros têm periodicidade mensal, com pausas nas férias escolares.

Os pacientes têm evoluído com melhora no perfil de consumo de alimentos *in natura* e diminuição da utilização de ultraprocessados. No entanto, a evolução antropométrica é lenta e gradativa e não pode ser a meta principal na elaboração desses grupos de educação alimentar e nutricional. A frustração em não atingir determinado peso pode levar à piora na adesão à alimentação saudável do paciente.

Alguns exemplos de atividades desenvolvidas nos grupos podem ser observados no Anexo 1.

Grupo com adolescentes e pais

No Instituto da Criança, às sextas-feiras, acontece o ambulatório de obesidade, sob a responsabilidade da equipe da endocrinologia pediátrica, no qual são atendidos adolescentes obesos, de 10 a 18 anos.

Anteriormente às consultas individuais com o médico e com o nutricionista, são realizadas atividades de educação alimentar e nutricional em grupo com os adolescentes e com os pais ou acompanhantes.

São formados dois grupos separados, um com pais e/ou acompanhantes e outro com os adolescentes obesos. Os assuntos são abordados de formas diferentes, sendo mais dinâmica e interativa com os adolescentes e mais reflexiva com os pais, neste caso mais como um momento de pensar sobre o tratamento e como eles podem auxiliar no processo.

O planejamento das atividades baseia-se principalmente nas dúvidas em relação às orientações nutricionais que recebem nas consultas individuais e nas dificuldades no tratamento da obesidade.

As atividades têm duração de 1 hora e são realizadas repetidamente durante um mês. Ao final de cada atividade, os participantes avaliam se gostaram ou não. Os grupos vêm sendo avaliados positivamente. Os Anexos 2 e 3 contêm exemplos de atividades que são realizadas em grupo com os adolescentes (Anexo 2) e com os pais ou acompanhantes (Anexo 3).

Grupo – Dieta cetogênica

A epilepsia é uma doença que se caracteriza por uma predisposição permanente do cérebro para originar crises epilépticas e pelas consequências neurobiológicas, cognitivas, psicológicas e sociais dessa condição[4]. Estima-se que a prevalência mundial de epilepsia esteja em torno de 0,5 a 1,0% da população. A prevalência da epilepsia difere com as diferentes idades, gêneros, etnias e fatores socioeconômicos[5].

Atualmente existem dois tipos de tratamento para epilepsia: o medicamentoso e o cirúrgico. O tratamento cirúrgico, no entanto, não é indicado para todos os tipos de epilepsia e cerca de 30% dos pacientes são refratários ao tratamento medicamentoso.

Para os pacientes com epilepsia refratária, a dieta cetogênica (DC) pode ser indicada. Nas síndromes epilépticas, particularmente na síndrome de Dravet, na síndrome de West, na síndrome de Doose e no complexo de esclerose tuberosa, a DC deve ser considerada precocemente. Nos casos de deficiência de Glut-1 e deficiência de piruvato desidrogenase, a DC é o tratamento de escolha.

A DC é uma dieta com baixos teores de carboidrato, adequada em proteínas e com altos teores de gordura. O seu mecanismo de ação ainda é desconhecido, mas há a teoria de que os corpos cetônicos, produzidos pelo metabolismo dos lipídios, são os responsáveis pelo efeito anticonvulsivante.

Por ser uma dieta bem específica e que não é conhecida por grande parte da população, ela deve ser apresentada aos pais ou cuidadores antes de ser introduzida ao paciente.

O serviço do Instituto da Criança possui a seguinte sistematização de atendimento:

1. Pais e cuidadores são convidados a participarem de uma reunião para falar sobre a dieta. Esse convite é feito pelo médico neurologista interno ou externo, após avaliação para indicação da DC.
2. Na reunião é feita uma apresentação sobre a DC, em que o assunto é abordado e explorado por uma equipe multidisciplinar, com médico e nutricionista. São oferecidas informações sobre o que é a dieta, suas indicações e contraindicações, efeitos adversos a curto e longo prazos, cronograma de atendimentos, alimentos permitidos e proibidos, tempo de duração do tratamento com a dieta e seu ma-

nejo. Essa reunião serve, também, para esclarecer dúvidas que os pais ou cuidadores possam ter, pois muitos deles chegam com informações equivocadas.
3. Após essa apresentação, os pais ou cuidadores já poderão ter informações suficientes para decidir se querem ou não iniciar a DC. Os pacientes que iniciarão a DC poderão ser atendidos de forma individualizada a partir desse momento.
4. Na primeira consulta individual, são levantados os históricos pessoal e clínico da criança e solicitados exames pertinentes.
5. Após a reavaliação da indicação da DC pelo médico, o nutricionista faz um levantamento do hábito alimentar da criança e realiza a antropometria para poder calcular a dieta.
6. O esquema alimentar calculado é, então, explicado aos pais ou cuidadores. Também é ensinado como pesar alimentos e anotar informações em um caderno que servirá como parâmetro de controle da adesão à dietoterapia e das crises convulsivas.

Na prática ambulatorial, a DC é introduzida de forma lenta e gradativa para minimizar seus efeitos colaterais. Os retornos são agendados de acordo com a necessidade do paciente, em intervalos menores no início e maiores quando a criança estiver estável.

É muito importante que os profissionais envolvidos na orientação da DC estejam sempre em contato com os pacientes e familiares para minimizar ao máximo os erros e esclarecer as dúvidas que são bastante comuns no início da dieta.

Existem, hoje, muitos *sites* na internet que falam sobre a DC, porém é preciso alertar os pais ou cuidadores sobre quais possuem informações confiáveis e quais não. Além disso, muitos grupos são formados nas redes sociais e são de muita ajuda, pois os pais ou cuidadores podem trocar experiências e esclarecer dúvidas. No entanto, mais uma vez, é importante que eles saibam que nem toda informação passada é verdadeira e que toda alteração na dieta deve ser feita somente pelo nutricionista responsável pelo paciente.

Referências

1. Cominato L, Franco RR, Ybarra M. Obesidade. In: Neri LCL, Matar LBF, Yonamine GH, Nascimento AG, Silva APA, organizadoras. Obesidade infantil. Barueri: Manole; 2017. p. 5-7.
2. Instituto Brasileiro de Geografia e Estatística. Pesquisa de orçamentos familiares 2008-2009: antropometria e estado nutricional de crianças, adolescentes e adultos no Brasil. Rio de Janeiro: IBGE, 2010 [acesso em 15 mar 2018]. Disponível em: https://biblioteca.ibge.gov.br/visualizacao/livros/liv45419.pdf.
3. Mattar LBF. Aconselhamento nutricional. In: Neri LCL, Matar LBF, Yonamine GH, Nascimento AG, Silva APA, organizadoras. Obesidade infantil. Barueri: Manole; 2017. p. 11-34.
4. Fisher RS, Acevedo C, Arzimanoglou A, Bogacz A, Cross JH, Elger CE et al. ILAE official report: a practical clinical definition of epilepsy. Epilepsia 2014;55(4):475-82.
5. Banerjee PN, Filippi D, Hauser WA. The descriptive epidemiology of epilepsy: a review. Epilepsy Res 2009;85:31-45.

Capítulo 8 - ANEXO 1

Atividades de educação alimentar e nutricional para grupos de obesidade infantil

Exemplo 1 – Conhecendo e reconhecendo alimentos

Objetivo
No primeiro momento, observar o grau de familiaridade da criança ou adolescente com alimentos normalmente rejeitados por meio do teste sensorial, explorando tato, olfato e paladar, como forma de explorar os sentidos e incentivar o desenvolvimento de um paladar mais aberto a novos sabores.

No segundo momento, apresentar preparações com alguns desses alimentos para demonstrar que eles podem ser saborosos e fazer parte da alimentação do indivíduo e, com isso, favorecer a adoção de hábitos alimentares saudáveis.

Materiais utilizados
Alimentos *in natura*, preparações culinárias com esses alimentos e vendas para os olhos.

Etapas de desenvolvimento
1. Serão entregues quatro alimentos aos participantes vendados: espinafre cru, pêssego, orégano e grão-de-bico. Eles deverão tatear o alimento, sentir seu cheiro e prová-lo, tentando adivinhar o que é, em cada tentativa sensorial. Ganha quem obtiver maior pontuação de acertos.

2. Será discutido se esses alimentos fazem parte da rotina dos pacientes, se eles gostam, se entendem a classificação de cada um dos alimentos (verdura, fruta, tempero natural e leguminosa ou *in natura*, processado, ultraprocessado) e a importância deles na alimentação.
3. São ofertadas as preparações para degustação e será discutida novamente a aceitação.

Exemplo 2 – Vamos às compras?

Objetivo

Entender as escolhas alimentares dos pacientes a partir de um cenário simulado, onde eles terão que realizar compras de alimentos comumente consumidos nas refeições – café da manhã, lanche da manhã (casa ou escola), almoço, lanche da tarde (casa ou escola) e jantar.

Materiais utilizados

EVA (espuma vinílica acetinada) branco e amarelo, cola para EVA, cartolina (placar), tesoura, papel sulfite, caneta e fita de cetim.

Etapas de desenvolvimento

1. Os mediadores calcularão 5 minutos para que os pacientes escolham entre uma variedade de alimentos (*in natura* e industrializados), representados por protótipos e/ou imagens impressas, que compõem suas refeições.
    a. Cada participante receberá uma pequena cesta de papelão, na qual deverá depositar as figuras de alimentos por ele escolhidas.
    b. A cada rodada, os participantes deverão depositar as figuras escolhidas em uma folha sulfite que contenha a indicação da refeição abordada.
2. Logo após, sentados em círculo, os pacientes deverão comentar sobre suas escolhas e dizer se acham que estão adequadas ou não, bem como o porquê delas.
3. Os mediadores irão elencar os alimentos saudáveis que dão "pontos" (como frutas, verduras e legumes), sendo maior a quantidade de pon-

tos (2) dos alimentos *in natura*, intermediária (1) a dos minimamente processados e nula (0) a dos alimentos ultraprocessados.
4. Será anotada no placar (Quadro 1), cuja estrutura é apresentada abaixo, a pontuação que cada um obteve por refeição.

Quadro 1   Placar para anotação da pontuação obtida em cada refeição.

Nome	Café da manhã	Almoço	Lanche da tarde	Jantar	Total
Xxxx	2	2	0	1	5
Yyyy	3	0	2	2	7
...	...	...	...	...	...

5. Será discutida a importância de consumir alguns alimentos, bem como evitar outros, sendo a conduta dos mediadores pautada no *Guia alimentar para a população brasileira*[1], a fim de abordar os aspectos da comensalidade trazidos pelo documento.
Será discutida também a importância de saber o que escolher dentre uma grande variedade de alimentos.
6. Em seguida, será calculado o total de pontos que cada paciente obteve; aquele que mais pontuar, receberá medalha de "ouro", seguido por medalha de "prata".

Referência

1. Brasil. Ministério da Saúde. Secretaria de Atenção à Saúde. Departamento de Atenção Básica. Guia alimentar para a população brasileira. 2. ed., 1. reimpr. Brasília: Ministério da Saúde; 2014.

Capítulo 8 - ANEXO 2

Atividades de educação alimentar e nutricional para grupos de adolescentes obesos

Exemplo 1 – Atividade sobre comportamento alimentar

Objetivo

Orientar o adolescente em relação às ações e comportamentos alimentares, aumentando a efetividade da intervenção nutricional. Esta atividade visa às alterações comportamentais, com orientações práticas sobre forma de agir em relação aos alimentos, desde o porcionamento até a importância do ambiente, da mastigação adequada, dos horários das refeições e da postura à mesa.

Materiais

Fichas com os exemplos práticos de bons comportamentos alimentares, lápis de cor, *post-it* ou folhas coloridas.

Metodologia

- Verificar o que o grupo sabe sobre comportamento alimentar.
- O nutricionista deve explicar que o comportamento alimentar se refere a instrumentos, local, postura e companhia adequados antes, durante e após as refeições. Deve mostrar a importância que o comportamento alimentar tem no sucesso da intervenção nutricional.

- Cada participante irá ler um exemplo prático no dia a dia e colocá-lo no meio do círculo após a leitura (Tabela 1). Cada exemplo poderá ser comentado pelo nutricionista ou pelos participantes.
- Quando todas as fichas com os exemplos forem lidas, cada adolescente deverá escolher aquela que sente que tem maior necessidade de mudar e escrever no seu *post-it*.
- No verso do *post-it* deverão escrever a frase recomendada em um dos exemplos ("Coma devagar e com prazer") a fim de levarem para casa e colocarem em um local visível enquanto comem.

Tabela 1   Exemplos práticos de comportamento alimentar.

Encontrar oportunidades para que a família se reúna durante a refeição
Não comer lendo ou assistindo TV, computador, *videogame* (para não se distrair e não banalizar a refeição)
Fazer refeições em local apropriado, tranquilo e confortável, com postura ereta
Evitar comer quando estiver muito ansioso, com angústia, irritado etc.
Levar à mesa somente o prato já porcionado (sem levar travessas ou panelas para a mesa) para evitar repetições automáticas
Deixar salada na mesa
Ocupar pelo menos metade do prato com salada nas refeições principais
Utilizar utensílios adequados (procurar usar garfos, colheres e pratos pequenos)
Colocar pouco alimento no garfo e repousar os talheres a cada bocada
Beber um pouco de água, bem devagar antes das refeições (para diminuir a voracidade e aumentar o consumo de água)
Prestar atenção no ato de comer, saboreando e tendo prazer a cada bocada
Dar extrema importância a cada momento
Fazer uma placa com a frase "Coma devagar e com prazer" e deixar em local visível enquanto come
Fazer o prato com os alimentos e as quantidades aprendidos nas consultas
Parar de comer no primeiro sinal de saciedade
Levantar da mesa logo após terminar as refeições
Escovar os dentes logo após o término de cada refeição para criar uma sensação de finalização
Evitar beliscar fora dos horários planejados

Exemplo 2 – Como lidar com situações sociais, festas e férias

Objetivo

O objetivo desta atividade é treinar os adolescentes para situações sociais, em que é impossível seguir o plano alimentar, mas podem ter algum planejamento.

Materiais

Fotos com situações sociais.

Metodologia

É muito importante se preocupar com o comportamento alimentar no final de semana, festas, eventos sociais e férias. Alguns cuidados como mastigação, tempo de duração da refeição e planejamento podem ser controlados independentemente do lugar e da disponibilidade de alimentos. Quando abusamos na alimentação em um dia ou em uma refeição, no dia ou refeição seguinte, devemos manter as refeições de forma regular.

Dinâmica

Após a breve discussão sugerida, os adolescentes deverão ser divididos em seis grupos. Para cada grupo será entregue uma foto que remete a uma situação social (Natal, Páscoa, festa infantil, churrasco, restaurante *self-service* e férias). Cada grupo deverá achar soluções para não abusar da alimentação nessas situações. Após 15 minutos de discussão interna em cada grupo, os participantes deverão expor suas reflexões, as quais poderão ser acrescentadas ou comentadas pelos integrantes dos outros grupos e pelos nutricionistas.

Páscoa

- Pedir para que os familiares presenteiem o adolescente com outras coisas de que ele esteja precisando e deixar para que só uma pessoa lhe dê o ovo de páscoa.
- Escolher o ovo de páscoa e comunicar quem for lhe dar. Pedir para que não compre um grande, pois o médio já tem um bom tamanho.

- Comer o ovo de páscoa com prazer, aproveitando cada pedacinho.

Natal

- Se o adolescente tiver muitas opções do que comer, deve escolher os pratos que mais gosta, ou os que não come há muito tempo.
- Fazer seu prato e comer devagar, conversando com a família. Se tiver muita vontade de repetir, repetir aquilo que mais gostou. Para isso é importante que se tenha percebido o sabor de cada preparação.
- Se for tomar refrigerante, deixar para depois da comida e, de preferência, não encher o copo até a boca.
- Se tiver muitas opções de sobremesa, escolher a que mais gosta e comer com prazer.
- Dividir o que sobrou das "comidas" com os outros familiares (tias, avó, primos).
- Lembrar-se de que o Natal é um dia, duas refeições (ceia e almoço) e não um período. Nos dias anteriores e nos dias após o Natal, a alimentação deve ser parecida com a dos dias comuns.

Festa infantil

- Preferir os salgadinhos assados como *esfiha*, *mini-pizza* e lanchinhos de carne.
- Alimentar-se só quando estiver atento ao que for comer. Não comer quando estiver brincando ou andando pela festa.
- Se for possível, fazer um pratinho com o que mais agrada ao adolescente; assim, é possível controlar a quantidade que vai comer.
- Escolher o docinho que mais gosta e comer uma quantidade pequena, de preferência sentado e prestando atenção.
- Ver se o bolo realmente deixa o adolescente com vontade de comer; se não deixar, dispensá-lo sem medo! Se der água na boca, comer uma fatia devagar, saboreando.
- Evitar levar doces para casa. Se não, o adolescente acaba comendo muito mais que o necessário.
- Cuidado com os refrigerantes. Se estiver com sede, o adolescente deve beber água. Se estiver com vontade de refrigerante, pegar um copo e fazê-lo durar por um bom tempo.

Churrasco

- Cuidado para não ficar beliscando antes que a carne fique pronta. Se for possível, é melhor esperar; se estiver com muita fome, comer alguma coisa mais leve (dica: pão com vinagrete).
- Fazer um prato. Procurar colocar salada e arroz, se tiver, e passar na churrasqueira para pegar um pouco de carne.
- Se for espetinho, escolher dois que o adolescente mais gosta e comer junto com outros alimentos que tiver (arroz, pão, saladas).
- Cuidado com os alimentos do mesmo grupo: arroz, pão, batata, farofa. Eles geralmente estão presentes no churrasco e têm a mesma função no nosso organismo (fornecer energia); portanto, escolher o que mais gosta.
- Cuidado com os refrigerantes. Se estiver com sede, o adolescente deve beber água. Se estiver com vontade de refrigerante, pegar um copo e fazê-lo durar por um bom tempo.

Restaurantes

- Em *self-service*, observar o *buffet* antes de entrar na fila; assim, é possível planejar seu prato com mais tempo.
- Cuidado com o tamanho do prato, pois ele engana. Os restaurantes usam pratos maiores que os comuns para que as pessoas se sirvam em maior quantidade.
- Servir-se com variedade e quantidades planejadas.
- Dispensar *couvert* e entradas, optando-se por saladas.
- O consumo de sobremesas deve ser evitado; quando decidir consumir, deve ser uma quantidade moderada e saboreada cuidadosamente.
- Se estiver acompanhado, dividir a bebida com seu acompanhante (uma latinha é muito para uma pessoa só).

Férias

- Carregar alimentos consigo (frutas, barrinhas de cereal, lanchinhos caseiros) de modo a ajudar a reduzir a fome até o momento das refeições principais.

- Favorecer o consumo de líquidos como água, sucos, chás e água de coco, que podem ser levados em garrafinhas.
- Preferir picolé de fruta ao picolé de cremes e chocolate.
- Tomar cuidado com alimentos vendidos em praias e barraquinhas; de preferência, deve-se evitá-los.
- Aproveitar o tempo livre para praticar atividade física como caminhada, andar de bicicleta etc.

Ao final da atividade, é discutida a importância de não deixar de comparecer a eventos sociais por receio de abusar da alimentação ou por desconforto com o próprio peso, explicando-se ao paciente que existem algumas táticas que podem ajudar a superar essa dificuldade, por exemplo, mudando o foco principal e valorizando a confraternização, o reencontro, a conversa com os amigos e não o alimento em si.

Outras dicas são:

- não comer até o limite, mas até se sentir satisfeito;
- sair da festa com a sensação de que saboreou os alimentos principais, com prazer, sem estar absolutamente estufado;
- ao chegar em casa (se ainda for dia), realizar as próximas refeições normalmente.

Bibliografia consultada

1. Alvarenga M, Scagliusi FB, Philippi ST. Nutrição e transtornos alimentares. Barueri: Manole; 2011.

Capítulo 8 - ANEXO 3

Atividades de educação alimentar e nutricional para grupos de pais e/ou acompanhantes dos adolescentes obesos

Exemplo 1 – Rotulagem de alimentos e melhores escolhas

Objetivo
Ensinar aos pais a leitura de rótulos alimentares bem como a escolha de produtos melhores.

Materiais
Fôlderes sobre rotulagem e diversos rótulos de alimentos.

Metodologia
- O nutricionista deverá começar a apresentação entregando os fôlderes com as informações para os pais.
- A seguir, deverá explicar os rótulos (Figuras 1 e 2).
- Após a explicação sobre os rótulos, o nutricionista deve separar os pais em duplas ou trios e entregar dois rótulos de produtos semelhantes para cada dupla (exemplo: pão branco e pão integral).
- A dupla de pais deverá discutir sobre o rótulo e escolher qual compraria.
- Então, cada dupla deverá expor sua escolha e justificá-la. Nesse momento, o nutricionista e o restante dos participantes poderão fazer

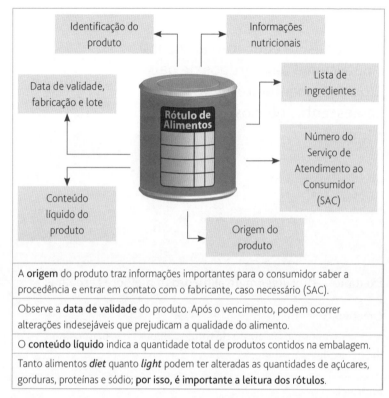

Figura 1 Explicação dos rótulos de alimentos.

perguntas, comentários e dizer se concordam ou não com a escolha da dupla.

Exemplo 2 – Mídia: o uso do *marketing* para a venda de alimentos

Objetivo

Orientar os pais acerca da importância de saber julgar a publicidade e incentivá-los a participar da vida dos filhos, desenvolvendo senso crítico junto a eles.

INFORMAÇÃO NUTRICIONAL

Porção de __ g ou mL (medida caseira)		
	Quantidade por porção	% VD (*)
Valor energético	__ kcal = __ kJ	
Carboidratos	g	
Proteína	g	
Gorduras totais	g	
Gorduras saturadas	g	
Gorduras trans	g	(**)
Fibra alimentar	g	
Sódio	mg	

(*) % de valores diários de referência com base em uma dieta de 2.000 kcal ou 8.400 kJ. Seus valores diários podem ser maiores ou menores, dependendo das suas necessidades energéticas.
(**) Valor diário não estabelecido.

Porção: é a quantidade média sugerida para consumo por uma pessoa.
Valor diário (VD): é uma recomendação baseada na necessidade média da população brasileira adulta.
Valor energético: energia fornecida pelo produto.
Gorduras totais: é a soma de todas as gorduras presentes no alimento.
Gorduras saturadas: os ácidos graxos saturados elevam os níveis de LDL* no sangue. O consumo excessivo pode fazer mal à saúde.
Gorduras trans: é uma gordura desenvolvida pela indústria para dar consistência aos alimentos. Não há recomendação para esse nutriente, pois o nosso corpo não necessita dele. A gordura trans pode não estar presente na porção, mas se ultrapassarmos essa quantidade, poderemos ingerir esse tipo de gordura. Olhar na lista de ingredientes se há gordura vegetal hidrogenada.
Fibra alimentar: aumenta a saciedade, diminui a absorção de gorduras, controla o aumento do açúcar no sangue e melhora o funcionamento do intestino.
Sódio: é importante escolher alimentos com baixo VD, mesmo não sendo hipertenso.

*LDL: lipoproteína de baixa densidade.

Figura 2   Informação nutricional dos alimentos.

Materiais

Réplicas de alimentos, cartolinas, canetinhas, cola, papel sulfite e tesoura.

Metodologia

- Os pais devem ser divididos em três grupos.
- Cada grupo receberá uma cartolina, a foto de um produto ou réplica de um alimento e materiais como cola, canetinhas e papel em branco.
- Cada grupo deverá desenvolver uma propaganda para aquele alimento. O objetivo é convencer o consumidor a comprar aquele produto.
- Após 20 minutos de trabalho, cada grupo deverá expor seu trabalho e os nutricionistas e participantes dos outros grupos poderão fazer perguntas ou questionar o produto anunciado.
- Assim que terminarem as apresentações, é sugerido que se abra uma discussão:
  1. É difícil vender um produto?
  2. Quais recursos vocês utilizaram para fazer a propaganda? (Frases de impacto? Mitos da nutrição? Preço?)
  3. Tudo o que vocês falaram no anúncio era verdade? Ou utilizaram algumas "mentirinhas"?
  4. Vocês acham que o *marketing* de alimentos também usa esses recursos?
  5. Já compraram algum produto só porque a propaganda dele era muito boa, tinha brindes etc.?
  6. Vocês acreditam que tudo o que se fala nos anúncios é real?
  7. Vocês acabam comprando algumas coisas só para agradar os filhos? Mesmo sem eles estarem com vontade?
- Atualmente, as mensagens comerciais estão formando a memória em relação aos alimentos mais do que a própria experiência de prová-los. No desejo dos pais de verem os filhos felizes, as relações afetivas passam a ser mediadas pelas relações de consumo. Muitos pais não percebem esse fato, mas os profissionais de *marketing* não só sa-

bem muito bem disso, como buscam o lucro, que muitas vezes se sobrepõe à intenção de oferecer um produto que beneficie verdadeiramente os consumidores. Os pais devem ser orientados acerca da importância de opor-se à publicidade e de participar da vida dos filhos, desenvolvendo o senso crítico juntos.

Capítulo 9

Trabalhando educação nutricional com os pais no hospital

Andréa Gislene do Nascimento
Heloiza Cristiane Teixeira Esteves
Ana Paula Alves da Silva
Juliana Cezarino

Introdução

Ramos e Stein descrevem que o comportamento alimentar da criança é determinado por sua interação com o alimento, pelo seu desenvolvimento anatomofisiológico e por fatores emocionais, psicológicos, socioeconômicos e culturais[1].

A família oferece amplo campo de aprendizado social à criança. De acordo com Golan, o ambiente doméstico e o estilo de vida dos pais podem ter grande influência na alimentação. Assim, poderão estabelecer o aprendizado de um hábito socialmente aceito ou inserir novos hábitos, contribuindo para a formação de um padrão de comportamento alimentar adequado ou não[2].

Segundo Pereira e Lang, o ambiente familiar, dentre muitos fatores, é o de maior impacto para a formação do comportamento alimentar. A exposição a um determinado tipo de alimento dependerá do que é consumido pela família. Por isso, é importante que o nutricionista oriente como deve ser realizada a introdução alimentar, sendo necessária, muitas vezes, a mudança de hábitos alimentares da família[3].

Para Valle e Euclydes, o exemplo dado pelos pais, tanto quanto as atitudes tomadas por eles em relação à alimentação influenciam na formação do hábito alimentar infantil, reforçando-se a necessidade do planejamento de programas de educação nutricional dirigido às mães, pais e cuidadores – e não somente às crianças –, visando à melhoria das condições nutricionais na infância[4].

Um estudo realizado por Melo e colaboradores demonstrou que o excesso de peso infantil foi associado ao comportamento dos pais no consumo de guloseimas e oferta de refeições especiais, ressaltando-se a importância de ações efetivas para a prevenção da obesidade infantil, considerando-se entre os fatores determinantes o contexto familiar. As estratégias devem contemplar a influência da família nos hábitos alimentares infantis[5].

O *Guia alimentar para a população brasileira* propõe que instrumentos e estratégias de educação alimentar e nutricional devem apoiar pessoas, famílias e comunidades para que adotem práticas alimentares promotoras da saúde e para que compreendam os fatores determinantes dessas práticas, contribuindo para a autonomia dos sujeitos e o seu direito à alimentação adequada e saudável. É fundamental que ações de educação alimentar e nutricional sejam desenvolvidas por diversos setores, incluindo saúde, educação, desenvolvimento social, desenvolvimento agrário e habitação[6].

O hábito alimentar da criança sofre então influência direta da alimentação dos seus pais. Se em casa os familiares não consomem hortaliças e frutas, é bem provável que a criança também não consuma esses alimentos. É importante que a família tenha uma alimentação equilibrada e que as refeições aconteçam em ambiente tranquilo e agradável, sendo um momento de integração e também de aprendizado.

A melhor forma de educar as crianças é a adoção pelos pais de atitudes que sirvam de bons exemplos para os seus filhos, não realizando, por exemplo, as refeições em restaurantes e lanchonetes *fast-food* e utilizando pratos e comidas prontas, mas sim fazendo boas escolhas alimentares durante as refeições e no momento da aquisição dos alimentos, não forçando o consumo destes durante as refeições e não os oferecendo como premiação ou moeda de troca. Esses comportamentos podem causar uma interferência negativa no hábito alimentar e também acabam impedindo o direito de a criança exercer a sua autonomia.

O comportamento alimentar da família e as práticas adotadas na alimentação da criança proporcionam fatores e consideráveis componentes ambientais que contribuem na formação das preferências e no padrão de sua alimentação.

Durante o momento da internação, os nutricionistas podem aproveitar esse espaço para ensinar alimentação e nutrição para os pais, aproveitando as situações do dia a dia para transmitir novos conhecimentos sobre alimentação e nutrição e formar bons hábitos alimentares.

A Política Nacional de Humanização (PNH), que deve estar inserida em todas as políticas e programas do Sistema Único de Saúde (SUS), tem, dentre suas diretrizes, o acolhimento, que deve estar presente e sustentar a relação entre equipes/serviços e usuários/populações, construindo-se, de forma coletiva, relações de confiança, compromisso e vínculo entre eles, muitas vezes até ultrapassando seus limites institucionais, constituindo-se como elemento de fortalecimento da rede de atenção à saúde. Já a ambiência aponta para o processo de construção de espaços saudáveis e acolhedores, de encontro entre as pessoas e que sejam de fato produtores de saúde[7]. Nesse caso, as ações de educação nutricional, além de colaborar para a promoção da saúde, têm papel fundamental influenciador na qualidade de vida das famílias dos pacientes atendidos no hospital. As intervenções de educação alimentar e nutricional podem ser realizadas tanto no quarto do paciente, como na brinquedoteca, no refeitório ou em salas de aula, por meio de atividades individuais ou em grupo, interagindo-se tanto com as crianças como com os pais.

Além de promover a saúde, é importante preparar os pais em relação à autonomia para suas escolhas alimentares, criando-se um ambiente acolhedor e socializador. Muitas trocas são realizadas entre as famílias e os profissionais. Em razão da diversidade de doenças, os tratamentos estão vinculados a dietas específicas, levando-se em consideração o estado nutricional do paciente, que é crucial para o melhor resultado do seu tratamento. Nesse contexto, a aplicação das atividades desenvolvidas pelos nutricionistas aproxima os envolvidos e viabiliza um cuidar mais eficaz.

Atividades desenvolvidas

Na medida

Público-alvo: acompanhantes dos pacientes internados nas enfermarias.

Objetivo da atividade: despertar nos acompanhantes a preocupação com o seu estado nutricional e discutir temas relacionados à alimentação e à prevenção de doenças.

Materiais de apoio necessários
- Balança digital.
- Estadiômetro.
- Fita métrica.
- Biombo.
- Réplicas de alimentos.
- Mesa.
- Cadeira.
- Pôsteres com informações sobre alimentação e nutrição (Figura 1).
- Fôlderes com informações sobre alimentação e nutrição (Figura 2).
- Fichas com dados individuais (nome, idade, peso, altura, circunferência da cintura, índice de massa corporal, dados sobre alimentação etc.).

Descrição da atividade

A atividade "Na medida" pode ser realizada na área externa do refeitório ou em outro espaço de fácil acesso aos acompanhantes.

As mesas e as cadeiras devem ser colocadas num local de fácil acesso e que permitam a visualização dos pôsteres com as informações referentes à alimentação e à classificação do índice de massa corporal. As réplicas dos alimentos devem ficar expostas sobre a mesa. A balança e o estadiômetro devem ficar na parte privativa estabelecida pelo biombo para facilitar a realização das medidas antropométricas e de forma que não exponha os acompanhantes.

148   Educação nutricional em pediatria

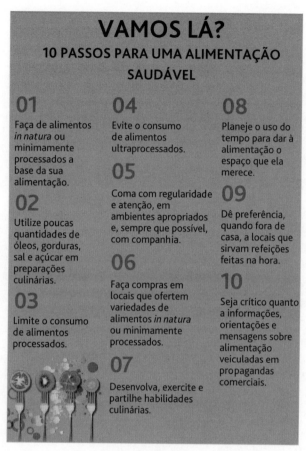

Figura 1   Pôster "10 passos para uma alimentação saudável".

Os acompanhantes são convidados a participar da atividade, onde são realizadas as medidas antropométricas de peso, altura e circunferência da cintura e é realizada a classificação do índice de massa corporal.

Após a realização das medidas antropométricas, são trabalhados temas sobre alimentação e nutrição com os acompanhantes, utilizando-se réplicas de alimentos relacionados ao tema ou embalagens vazias de alimentos, além dos pôsteres relacionados ao tema para explicação.

NA MEDIDA

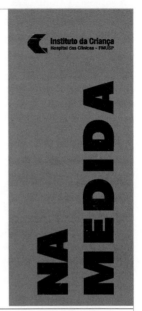

Instituto da Criança
Hospital das Clínicas - FMUSP

10 PASSOS PARA UMA ALIMENTAÇÃO SAUDÁVEL

Guia Alimentar Para a População Brasileira

Responsáveis
Fernanda Ferreira dos Santos
Mayara Freitas de Oliveira

Supervisão
Andréa Gislene do Nascimento

Realização
INSTITUTO DA CRIANÇA
Av. Dr. Enéas Carvalho de Aguiar, 647, São Paulo - SP - Brasil
CEP - 05403-000
Telefone: (11) 2661-8500

A

Vamos lá?!

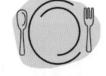

1 Faça de alimentos *in natura* ou minimamente processados a base da sua alimentação.

2 Utilize poucas quantidades de óleos, gorduras, sal e açúcar em preparações culinárias.

3 Limite o consumo de alimentos processados.

4 Evite o consumo de alimentos ultraprocessados.

5 Coma com regularidade e atenção, em ambientes apropriados e, sempre que possível, com companhia.

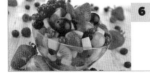

6 Faça compras em locais que ofertem variedades de alimentos *in natura* ou minimamente processados.

7 Desenvolva, exercite e partilhe habilidades culinárias.

8 Planeje o uso do tempo para dar à alimentação o espaço que ela merece.

9 Dê preferência, quando fora de casa, a locais que sirvam refeições feitas na hora.

10 Seja crítico quanto a informações, orientações e mensagens sobre alimentação veiculadas em propagandas comerciais.

Que tal colocar em prática um passo por semana, até que sua rotina alimentar, e de seus familiares seja renovada?

Figura 2   Fôlder "10 passos para uma alimentação saudável", frente (A) e verso (B).

Quando são apresentados temas relacionados ao sal, açúcar e gordura, são utilizados tubos para quantificar as quantidades destes que estão presentes nos alimentos mais consumidos, por exemplo, a quantidade de sal presente em macarrão instantâneo e salgadinho ou a quantidade de açúcar presente em refrigerante e suco industrializado.

Os temas que podem ser trabalhados nesse tipo de intervenção são:

- Obesidade.
- Hipertensão.
- 10 Passos para uma alimentação saudável.
- Quantidade de açúcar, sal e gordura presente nos alimentos.

No final da atividade, deve ser fornecido um fôlder com um resumo do assunto que foi abordado na atividade, o resultado das medidas antropométricas e sugestões de receitas para uma alimentação mais saudável, como o sachê de ervas (Figura 3).

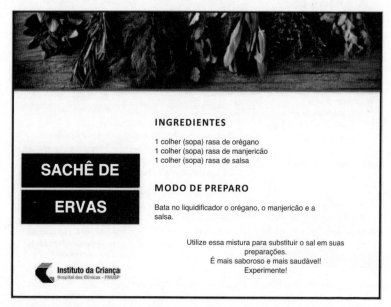

Figura 3   Receita de sachê de ervas.

Festas de datas comemorativas

Público-alvo: acompanhantes dos pacientes internados.

Objetivo da atividade: realizar a comemoração de datas festivas com os acompanhantes, possibilitando-lhes um momento de descontração durante a internação das crianças.

Materiais de apoio necessários
- Comidas típicas.
- Bebidas.
- Materiais de decoração: painel, flores, vasos, cachepôs, toalhas coloridas, bexigas etc.
- Utensílios descartáveis: pratos, copos e talheres.
- Mesas.
- Cadeiras.
- Música.
- Brindes.

Descrição da atividade

Realizar um cronograma das festas nas principais datas comemorativas durante o ano, como dia das mães (Figura 4), dos pais, Páscoa, festa junina, primavera (Figura 5), Natal etc.

Elaborar um cardápio com preparações típicas como pé de moleque e bolo de fubá na festa junina e preparações diferentes como cachorro-quente, hambúrguer (Figura 6), *pizza*, sorvete, espeto de frutas.

As festas acontecem no refeitório, no período da tarde e têm duração de aproximadamente 1 hora. O refeitório é todo decorado de acordo com o tema da festa.

No horário do almoço, os acompanhantes recebem um convite para participarem da festa com as informações referentes ao tema, local e horário do evento.

Durante a festa, são realizadas brincadeiras com os acompanhantes como pescaria, atirar a bola na boca do palhaço ou recitar versos e poesias e são distribuídos brindes como premiação, além de presentes nas datas como dia das mães, dia dos pais e Natal.

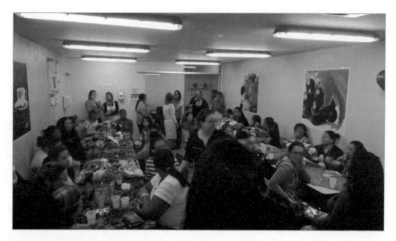

Figura 4   Festa do dia das mães.

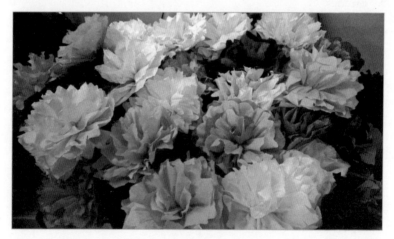

Figura 5   Decoração da festa da primavera.

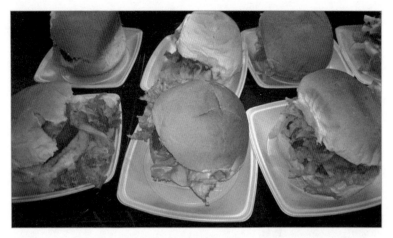

Figura 6   Lanche servido na festa do dia das mães.

Para realização dessa atividade é importante contar com o apoio dos voluntários do hospital, principalmente durante a realização das brincadeiras e distribuição de brindes.

Oficina culinária: alimentação complementar

Público-alvo: acompanhantes de pacientes internados com idade a partir de seis meses.

Objetivo da atividade: ensinar e esclarecer dúvida sobre o preparo de papa principal e papa de frutas, visando a uma alimentação segura.

Materiais de apoio necessários
- Fôlder (Figura 7).
- Gêneros alimentícios.
- Utensílios culinários.
- Bancadas.
- Cadeiras.
- Mesas.

154 Educação nutricional em pediatria

ALIMENTAÇÃO COMPLEMENTAR

PAPA DE FRUTA

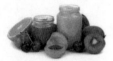

PAPA PRINCIPAL

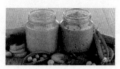

Evitar as papas industrializadas.
Por quê?

- Não são apenas frutas.
- Contêm açúcar concentrado (açúcar disfarçado – ingrediente: suco de maçã).
- Adição de amido para engrossar.
- Muitos conservantes, muito sódio.
- Excesso de carboidrato (batata, macarrão, arroz) nas papas principais.

Oferte frutas *in natura*.

- As frutas frescas são as melhores opções para ofertar às crianças.

Nenhuma fruta é contraindicada.

Raspe as frutas com uma colher e oferte para a criança ou corte em pedaços grandes para que ela possa segurar e morder sozinha.

As frutas *in natura* produzem mais fibra, menos açúcar que as cozidas e estimulam o paladar da criança por apresentarem diferentes texturas.

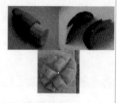

Não adicione açúcar.

Não oferte mel antes dos 2 anos.

A

Papa cozida de maçã

- 4 maçãs
- 1 xícara de água
- 1 colher (sopa) de suco de limão

Modo de preparo:
Lave bem as maçãs antes de qualquer uso. Corte-as e retire o miolo (sementes). Adicione o suco de limão à água. Junte todos os ingredientes e cozinhe-os em fogo baixo com a panela tampada por 20 minutos. Despreze toda a água, amasse a maçã cozida com um garfo e sirva à criança.

Papa cozida de goiaba

- 4 goiabas
- 1 xícara de água

Modo de preparo:
Lave bem as goiabas, retire as cascas e sementes (para não amargar) e corte-as em pedaços. Cozinhe em fogo baixo, com a panela tampada por 30 minutos. Despreze toda a água, amasse com um garfo apenas a fruta cozida e sirva.

Rendimento de ambas: 6-7 potes de 120 mL

Os sucos naturais podem ser ofertados de preferência após 1 ano de idade, pois desestimulam a mastigação do bebê e saciam precocemente.

Deixe pequenos pedaços sem amassar para que a criança possa ir conhecendo as diferentes texturas dos alimentos.

Não use peneiras nem liquidificador para o preparo das papas. Isso afeta a quantidade de fibras e pode alterar o sabor.

As papas salgadas devem conter todos os grupos de alimentos:
1. Cereal ou tubérculo (arroz ou macarrão ou batata ou inhame).
2. Alimento de origem animal (bovina, aves, ovo, peixe).
3. Leguminosas (feijão ou lentilha ou ervilha).
4. Legumes e verduras (acelga, agrião, alface, almeirão, escarola, espinafre, abóbora, abobrinha, berinjela, beterraba, cenoura, chuchu).

1 alimento de cada grupo, ou seja, um cereal ou tubérculo (raízes), um tipo de leguminosa (grão/feijão), uma carne e duas hortaliças (verduras e legumes).

Papa principal de feijão

- 100 g de carne
- ½ xícara de macarrão
- ½ xícara de abóbora picada
- ½ xícara de chuchu picado
- ½ xícara de feijão cozido
- ½ xícara de espinafre picado
- 1 ½ litro de água

Modo de preparo:
Numa panela, aqueça a carne e deixe dourar. Após isso, coloque um pouco da água e deixe cozinhar até que a carne fique quase cozida. Acrescente os legumes e o restante da água. Deixe cozinhar até que os ingredientes estejam macios. Acrescente as folhas de espinafre picadas e o macarrão, quando os legumes estiverem cozidos. Deixe secar um pouco a água para que não fique aguado. Amasse com o garfo e ofereça à criança.

Rendimento: 3 potes de 150 mL (congelada, tem validade de 20 dias)

De preferência, oferte os alimentos separados para que a criança possa ir diferenciando o sabor de cada alimento.

B

Figura 7   Fôlder sobre alimentação complementar, frente (A) e verso (B).

Descrição da atividade

As oficinas são compostas de aulas teórica e prática, realizadas no refeitório, com duração de 1 hora (Figura 8). Os temas abordados são: segurança alimentar, cuidados com higiene no preparo dos alimentos, alimentação nos primeiros meses de vida, seleção e escolha de frutas e hortaliças, principais nutrientes e vitaminas dos alimentos.

Os alimentos são apresentados para os pais, depois é realizada passo a passo a técnica de preparo tanto da papa de fruta quanto da papa principal e, em seguida, é realizada a degustação das papas, com explicação da diferença de consistências e por que os alimentos não devem ser oferecidos liquidificados.

Oficina culinária: pão integral

Público-alvo: acompanhantes dos pacientes internados.

Objetivo da atividade: ensinar o preparo de pão integral para aumentar o consumo de alimentos integrais e incentivar uma alimentação saudável.

Materiais de apoio necessários
- Fôlder.
- Gêneros alimentícios.
- Utensílios culinários.
- Bancadas.
- Mesas e cadeiras.

Descrição da atividade

As oficinas são compostas de aula teórica e prática, realizadas no refeitório, com duração de 1 hora (Figura 9). Os temas abordados são: grupos de alimentos e suas funções, alimentos funcionais e os seus benefícios.

Após a realização da aula teórica, os alimentos utilizados para o preparo do pão integral são apresentados e então realizadas todas as etapas para o preparo do pão. Depois, os acompanhantes realizam a degustação do pão, recebem a receita e são orientados sobre como podem va-

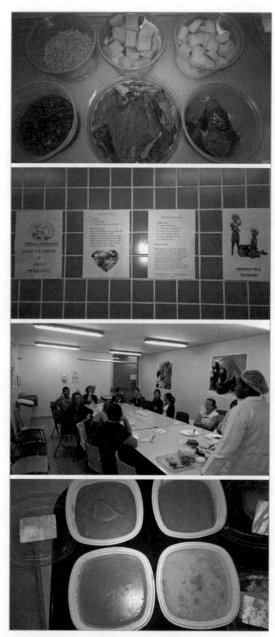

Figura 8   Oficina de alimentação complementar.

Trabalhando educação nutricional com os pais no hospital 157

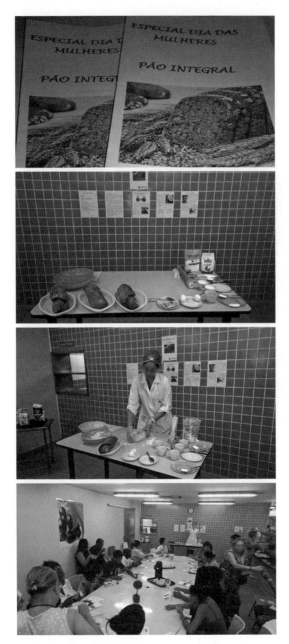

Figura 9　Oficina de pão integral.

riar o modo de preparo utilizando outros ingredientes e também a comercialização desse pão como fonte de renda.

Refeitório: como montar o seu prato

Público-alvo: acompanhantes dos pacientes internados.

Objetivo da atividade: despertar nos acompanhantes o interesse com relação à montagem do seu prato, conhecendo os grupos de alimentos, os nutrientes (carboidratos, proteínas, lipídios, minerais e vitaminas) e a quantidade de cada porção por grupo de alimentos.

Materiais de apoio necessários
- Impressora colorida.
- Folha sulfite.
- Mural.
- Balcão térmico.
- Preparações (arroz, feijão, carne, legumes e verduras).
- Utensílios para porcionar.
- Talheres.
- Prato redondo.

Descrição da atividade

No refeitório onde os acompanhantes realizam as refeições, são distribuídos cartazes que mostram a melhor forma de realizar a montagem do prato para atender às necessidades nutricionais e os nutrientes por grupo de alimentos (Figura 10). Metade do prato (ou 50% dele) deve ser composta de legumes e verduras, 25% de carboidratos (arroz, macarrão, batata ou outro tubérculo) e os outros 25% de proteína animal (carne de frango, carne bovina, peixe ou ovo) e/ou proteína vegetal, como as leguminosas (feijões e soja).

Outros temas que podem ser trabalhados nesse tipo de intervenção são:

- Alimentação saudável.
- Cuidados com a alimentação: higiene.

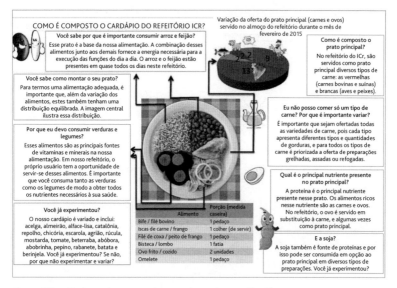

Figura 10 Cartaz sobre a montagem do prato saudável[6].

- A importância da água.
- Dietas da moda.
- Obesidade.
- Hipertensão.
- Cuidando do seu coração.

Refeitório: desperdício de alimentos

Público-alvo: acompanhantes dos pacientes internados.

Objetivo da atividade: sensibilizar os pais quanto à importância de evitar o desperdício e a possibilidade de utilizar integralmente os alimentos.

Materiais de apoio necessários
- Impressora colorida.
- Folha sulfite.

- Mural.
- Receitas de preparações.
- Preparações.

Descrição da atividade

No refeitório onde os acompanhantes realizam a refeição, são colocados cartazes para que os acompanhantes sejam sensibilizados com relação ao desperdício (Figura 11), o caminho das perdas dos alimentos (Figura 12), a importância de evitar jogar comida no lixo e de colocar no prato aquilo que realmente vai comer.

Distribuir receitas (Figura 13) e informações quanto à utilização de cada parte do alimento, incluindo as partes não convencionais como cascas e talos (Figura 14), e realizar a degustação de preparações com a utilização integral dos alimentos.

Visitas à enfermaria

Público-alvo: acompanhantes e pacientes internados.

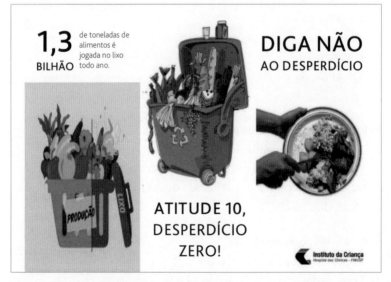

Figura 11   Cartaz sobre o desperdício de alimentos.

Trabalhando educação nutricional com os pais no hospital 161

O CAMINHO DAS PERDAS

10% de todo o desperdício ocorre no campo

50% ocorrem no manuseio e transporte

30% ocorrem nas centrais de abastecimento

10% ocorrem no momento do consumo

Não deixe que sua comida vire lixo!

Desperdiçar alimentos é desperdiçar trabalho, água, energia, dinheiro e outros recursos utilizados para sua produção, além de nutrientes importantes para o nosso corpo

SEJA CONSCIENTE!

Fique atento às quantidades e coloque no prato somente aquilo que você irá consumir

O Brasil é o 4º maior produtor mundial de alimentos, mas desperdiça cerca de **39 mil** toneladas por dia.

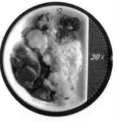

20% de todos os alimentos produzidos diariamente vão para o lixo.

Figura 12   Cartaz sobre o caminho das perdas dos alimentos.

BOLO DE BAGAÇO DE MILHO

INGREDIENTES:

- 3 ovos
- 6 espigas de milho
- 1 xícara (chá) de leite
- ½ xícara (chá) de óleo
- 1 colher (sopa) de fermento em pó
- 2 xícaras (chá) de farinha de trigo
- 1 xícara (chá) de açúcar

MODO DE PREPARO:

1. Rale o milho e passe pela peneira para obter bagaço.
2. Bata as claras em neve. Reserve as gemas.
3. Bata no liquidificador todos os ingredientes, menos as claras.
4. Acrescente as claras em neve e misture delicadamente.
5. Leve para assar em forno preaquecido.

RENDIMENTO: 30 pedaços

BOLO DE CASCA DE BANANA

INGREDIENTES:

Massa
- 2 xícaras (chá) de casca de banana
- 2 ovos
- 2 xícaras (chá) de leite
- ½ xícara (chá) de açúcar
- 3 xícaras (chá) de farinha de rosca
- 1 colher (sopa) de fermento em pó

Cobertura:
- ½ xícara (chá) de açúcar
- 1 ½ xícara (chá) de água
- 4 bananas
- ½ limão

MODO DE PREPARO:

1. Bata no liquidificador as cascas de banana, as gemas, o leite, o óleo e o açúcar.
2. Acrescente as claras em neve e o fermento em pó.
3. Leve ao forno preaquecido por 40 minutos.

Para a cobertura: aqueça o açúcar e a água em um panela, até formar um caramelo. Em seguida, acrescente as bananas cortadas em rodelas e o suco de limão. Cubra o bolo ainda quente.

RENDIMENTO: 30 pedaços

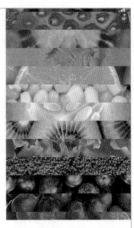

APROVEITAMENTO INTEGRAL DE ALIMENTOS

Instituto da Criança
Hospital das Clínicas - FMUSP

Figura 13   Receitas de preparações com a utilização integral dos alimentos.

Os alimentos são fontes de nutrientes de que o corpo precisa para a produção de energia, crescimento, desenvolvimento e manutenção da saúde.

No dia a dia, alimentos como sementes, farelos, talos, folhas e cascas de frutas, verduras e legumes são descartados pelos consumidores, que não conhecem sua importância nutricional.

O aproveitamento integral dos alimentos oferece diversos benefícios e é uma medida simples de tornar a alimentação mais nutritiva, aumentar a diversidade do cardápio, reduzir os custos e o desperdício e promover o preparo de receitas saborosas e criativas.

TALOS
Os talos contêm fibras e podem ser aproveitados em patês, refogados, recheios, feijão e sopas.

SEMENTES
As sementes de abóbora, melão, jaca, melancia, girassol e gergelim são boas fontes de vitaminas, sais minerais e fibras. Devem ser tostadas no forno e podem ser consumidas inteiras ou trituradas.

FOLHAS
As folhas são ricas em vitaminas e podem ser utilizadas em bolinhos, sopas, picadinho e saladas.

CASCAS
A casca de laranja é rica em cálcio e pode ser caramelizada ou utilizada em doces à base de leite, como arroz-doce e cremes. A casca de batata pode ser assada no forno e servida como aperitivo.

ENTRECASCA
A parte branca da melancia e do melão é rica em fibras e potássio, e pode ser utilizada em doces e em recheios salgados.

Dicas & Receitas – Aproveitamento integral dos alimentos – Prefeitura de Belo Horizonte
http://pbh.gov.br

Figura 14   Fôlder sobre a utilização integral dos alimentos[8].

Objetivo da atividade: esclarecer dúvidas sobre as dietas servidas na instituição, visando a uma alimentação saborosa, atrativa e segura, e melhorar a aceitação da refeição oferecida.

Estratégia de atuação

Este projeto foi desenvolvido pelo Serviço de Nutrição do Instituto da Criança do Hospital das Clínicas da Faculdade de Medicina da Universidade de São Paulo (HC-FMUSP), onde a valorização e atenção ao paciente estão em primeiro lugar. O nutricionista da cozinha vai à enfermaria conversar com os acompanhantes sobre alguma preparação específica, dúvidas ou queixas sobre a refeição do paciente. O processo de humanização começa no saber ouvir, não pensar apenas na doença e sim no paciente e na família como um todo, conhecer seus hábitos, suas vontades, sua história. Essa ação possibilita aprender com os acompanhantes sobre como é o preparo do prato preferido da criança, buscando-se a melhor forma de atender à necessidade desta e proporcionar qualidade à família.

Referências

1. Ramos M, Stein LM. Desenvolvimento do comportamento alimentar infantil. J Pediatr 2000;76 Supl 3:229-37.
2. Golan M. Influência dos fatores ambientais domésticos no desenvolvimento e tratamento da obesidade infantil. Anais Nestlé 2002;62:31-42.
3. Pereira MM, Lang RMF. Influência do ambiente familiar no desenvolvimento do comportamento alimentar. Rev Uningá 2014;41:86-9.
4. Valle JMN, Euclydes MP. A formação dos hábitos alimentares na infância: uma revisão de alguns aspectos abordados na literatura nos últimos dez anos. Rev APS 2007; 10(1):56-65.
5. Melo KM, Cruz ACP, Brito MFSF, Pinho L. Influência do comportamento dos pais durante a refeição e no excesso de peso na infância. Esc Anna Nery 2017;21(4):1-6.
6. Brasil. Ministério da Saúde. Secretaria de Atenção à Saúde. Departamento de Atenção Básica. Guia alimentar para a população brasileira. 2. ed., 1. reimpr. Brasília: Ministério da Saúde; 2014.
7. Brasil. Ministério da Saúde. Secretaria de Atenção à Saúde. HumanizaSUS. Diretrizes [acesso em 22 jan 2018]. Disponível em: http://portalms.saude.gov.br/acoes-e-programas/humanizasus/diretrizes.
8. Prefeitura Municipal de Belo Horizonte. Dicas & receitas: aproveitamento integral dos alimentos. Belo Horizonte: Prefeitura Municipal de Belo Horizonte, 2010. Disponível em: <http://www.pbh.gov.br/smaab/cartilhas/Cartilha_Dicas_e_Receitas.pdf>. Acesso em 18 abr. 2018.

Capítulo 10

Educação nutricional em consultório

Adriana Servilha Gandolfo

Introdução

A educação nutricional é um processo estruturado que objetiva dar suporte aos indivíduos para modificar seus comportamentos alimentares e melhorar a saúde. Estudos mostram que a intervenção nutricional efetiva contribui para melhorar aspectos antropométricos, clínicos e dietéticos[1].

A educação alimentar e nutricional se faz por meio da interação de pessoas com a finalidade de promover a alimentação saudável, ensinar técnicas para se trabalhar com alimentos ou intervir sobre problemas alimentares[2].

No aconselhamento nutricional em consultório existem elementos essenciais que devem ser considerados:

- Escuta: o exercício da escuta permite compreender os aspectos biopsicossociais que envolvem e influenciam a alimentação do indivíduo.
- Empatia: é a habilidade de comunicação que envolve a capacidade de compreender os sentimentos e a perspectiva do outro, demonstrar compaixão, simpatia e preocupação com seu bem-estar.

- Abertura: a disponibilidade para receber qualquer tipo de informações e permitir ser influenciado pelo outro.
- Motivação: devem ser investigados os fatores que motivam o indivíduo para a mudança na alimentação a fim de ajudar em seu engajamento no tratamento nutricional.

No aconselhamento nutricional é importante não julgar ou cobrar atitudes, mas motivar o paciente por meio da confiança e suporte para conseguir mudanças necessárias[3].

Para que as informações sobre nutrição sejam capazes de promover estilos de vida saudáveis, é necessário que as mensagens sejam simples, claras e efetivas. A motivação para agir deve ser encorajada pela apresentação de benefícios em longo prazo, como a melhora da saúde, aliados a vantagens em curto prazo, como sabor ou bem-estar.

Na técnica de aconselhamento, e não na da prescrição, o nutricionista tende a praticar uma comunicação mais inclusiva. O entendimento de que sentimentos geram pensamentos e ações a partir das técnicas cognitivo-comportamentais permite que se abordem metas factíveis, tornando as mensagens mensuráveis e realistas[4].

A mudança de comportamento alimentar é o que se almeja no atendimento nutricional, e muitas vezes ocorre frustração quando o cliente não adere ao plano desenvolvido durante as consultas e à mudança de comportamento alimentar. O cliente pode retornar com mínimas mudanças ou sem mudança no estilo de vida ou mostrar declínio na alimentação e atividade física.

Há evidências de que ferramentas de comunicação podem influenciar em resultados e satisfação do cliente. A relação com o profissional, a empatia, a entrega efetiva e a informação confiável e sem julgamento são valorizadas e proporcionam um ambiente que permite ao cliente falar mais abertamente.

A entrevista motivacional é o estilo de aconselhamento centrado no cliente que objetiva facilitar a mudança de comportamento, criando-se um meio ambiente sem julgamentos, em que ele fique confortável e engajado para então atingir a satisfação individual.

O aconselhamento nutricional pode ser conduzido pela entrevista motivacional, promovendo a responsabilidade do cliente para melhorar seu resultado em saúde[5].

Consultório de nutrição em pediatria

Os problemas mais comuns que trazem crianças e adolescentes para o consultório de nutrição são: baixo ganho de peso (principalmente em pré-escolares), sobrepeso ou obesidade, e situações de saúde que necessitam de dietoterapia específica (*diabetes mellitus* tipo1), alergia alimentar, doença celíaca etc.).

Um dos problemas mais recorrentes em atendimento nutricional em consultório é o apetite limitado na infância, que será descrito a seguir. As crianças com apetite limitado constituem uma queixa frequente nos consultórios pediátricos.

Apetite limitado na infância

O apetite limitado é um quadro comum na primeira infância. Estudos mostram que os pais das crianças que comem pouco ficam preocupados com o baixo crescimento e costumam controlar ou pressionar a criança para se alimentar[6]. Muitos pais pensam que as crianças comem pouco, mas somente uma pequena porcentagem apresenta distúrbio na alimentação. Tais pacientes necessitam de acompanhamento psicológico e a abordagem nutricional deve ser flexível, sem restrições[7].

Quando as crianças comem pouco, os pais costumam ser ansiosos e adotam práticas inapropriadas de alimentação que podem ao longo do tempo fazer com que a criança crie aversão aos alimentos e ao momento da refeição.

Manejo do apetite limitado

Geralmente o tratamento do apetite limitado é focado no contraste entre fome e saciedade. No caso de percepção incorreta, os pais devem ser encorajados a respeitar a interpretação da própria criança de fome e saciedade.

Recomenda-se:

- Evitar distração durante as refeições.
- Manter uma atitude natural e prazerosa durante as refeições.
- Alimentar a criança, encorajando o apetite.
- Limitar a duração da refeição (20 a 30 minutos).
- Oferecer quatro a seis refeições ao dia e água nos intervalos.
- Sistematicamente oferecer novos alimentos (oito a quinze vezes).
- Encorajar a criança a comer sozinha.
- Tolerar a bagunça apropriada da idade.

É importante que haja divisão de responsabilidades. Os pais decidem onde, quando e o que as crianças vão comer e a criança decide o quanto vai comer[8].

Estudo mostra que a variedade de alimentos nas refeições diminui com a idade na infância, e isso reforça que é necessário implementar estratégias efetivas para aumentar o consumo e a variedade de alimentos saudáveis, incluindo frutas e vegetais desde cedo[9].

A oferta repetida de frutas, legumes e verduras tem se mostrado como um dos métodos mais efetivos para aumentar a aceitação e ingestão em crianças. Para o sucesso dessa oferta a crianças, é necessário considerar a influência materna, pois o consumo de vegetais pelas mães está associado à maior oferta desses alimentos aos filhos. Quando isso não ocorre, deve ser feita uma intervenção que aumente o consumo de vegetais na família[10].

Quanto aos adolescentes, sua alimentação é influenciada não apenas pelos hábitos familiares, mas também pela interação social (escola, amigos) e pelas particularidades desse estágio de vida, no qual a imagem corporal e a influência da mídia têm papel importante nas escolhas alimentares. Estudos nacionais indicam que uma importante parcela dos adolescentes está insatisfeita com seu corpo e que a imagem corporal negativa tem impacto na saúde, autoestima e autoconfiança dos adolescentes. A insatisfação corporal é associada a sintomas de depressão, estresse, baixa autoestima, maior restrição alimentar e falta de atividade física.

O consumo alimentar fora do ambiente de casa e da família e junto aos amigos traz mudanças na estrutura e ingestão alimentar. Os adolescentes usam a autonomia para omitir refeições (geralmente o café da manhã), substituir refeições principais (como almoço e jantar) por lanches (como salgados, pizzas e hambúrgueres) e aumentar o consumo regular de doces, salgadinhos, frituras e refrigerantes. Apresentam também baixo consumo de frutas, legumes e verduras, leite e derivados, e, consequentemente, inadequação de vitaminas, minerais e fibras. A falta de tempo, a influência da mídia e dos amigos, a rapidez, a praticidade, o baixo custo e a alta palatabilidade dos alimentos processados e do tipo *fast-food* contribuem para o aumento do seu consumo.

O papel do profissional é alertar os pais para a realidade e auxiliá-los nas mudanças necessárias ao comportamento alimentar e atividade física dos seus filhos, não de forma proibitiva, julgadora ou estigmatizadora, mas sim incentivadora[11].

Em relação ao sobrepeso ou obesidade em crianças e adolescentes, um estudo mostra que o estilo de vida da família interfere na alimentação e pode contribuir para ganho de peso na infância[12].

A American Dietetic Association (ADA) reconhece que sobrepeso é um problema significativo em crianças e adolescentes. Estudos de intervenção contra a obesidade infantil mostram que há evidência suficiente de que o suporte que inclui orientação nutricional envolvendo a família, recomendação para atividade física, aconselhamento familiar e de comportamento contribuem para redução de sobrepeso em crianças na idade escolar[13].

A educação nutricional em escolas, combinada com orientação nutricional, atividade física e aconselhamento familiar, pode contribuir para redução de obesidade em crianças[14].

Ferramentas que podem ser utilizadas durante o atendimento nutricional

Registro ou diário alimentar
Material

Impresso contendo informações: horários das refeições, quantidade de alimentos e bebidas consumidas, quantidade de água ingerida e atividade física realizada (Figura 1).

Método

Com o intuito de trabalhar a percepção do cliente sobre seu consumo alimentar, é solicitado o preenchimento do impresso de registro ou diário alimentar, no qual será registrado um período determinado, por exemplo, uma semana.

O cliente é orientado a preencher o registro e trazer na próxima consulta para ser trabalhado com o nutricionista. No registro, observam-se padrão, composição, variação, administração e disciplina alimentar; jun-

---

Data: ___/___/___   Dias da semana: _____
Atividade física (tipo e quanto tempo): _____
Água: _____ mL/dia
Tempo gasto (horas) em telas (TV e/ou jogos eletrônicos em celular e/ou computador): _____
Como estou me sentindo hoje: ☺ Bem   ☺ Regular   ☹ Mal

Horário	Refeição	Alimento	Quantidade (medidas caseiras)

Figura 1   Modelo de registro alimentar.

to ao cliente, são buscadas alternativas para realização de mudanças alimentares.

Pirâmide alimentar

Material

Pirâmide alimentar em placa de metal e ímãs de alimentos que compõem a pirâmide alimentar (Figura 2).

Método

Com o objetivo de informar os grupos alimentares que compõem a alimentação, os clientes auxiliam na montagem da pirâmide alimentar, aprendendo sobre os alimentos que são importantes para a saúde e quais suas funções no organismo.

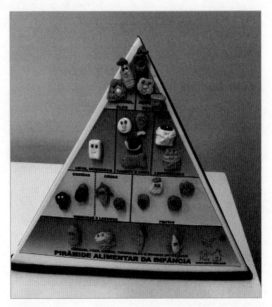

Figura 2   Pirâmide de alimentos em base metálica e ímãs de alimentos.

Montagem do prato
Material
Réplicas de alimentos (Figura 3).

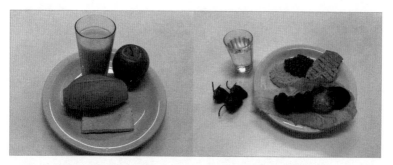

Figura 3 Réplicas de alimentos para auxiliar na montagem do prato.

Método

Diante das réplicas de vários alimentos, o cliente escolhe os alimentos que compõem uma pequena refeição (café da manhã, por exemplo) e uma grande refeição (almoço, por exemplo); em seguida, é trabalhada a combinação dos alimentos para o equilíbrio nutricional da refeição.

Livros infantis
Material

Livros infantis com temas relacionados à alimentação, atividade física, corpo humano com demonstrações de como acontece a mastigação, o papel das papilas gustativas e o trajeto do alimento pelo aparelho digestivo (Figura 4).

Método

A leitura junto ao cliente possibilita informar de forma lúdica, facilitando a interação e a compreensão da informação.

172 Educação nutricional em pediatria

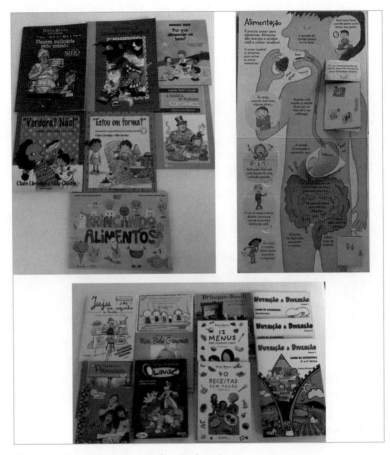

Figura 4   Exemplos de livros infantis educativos.

Guia fotográfico de alimentos
Material

Fotos de porções de alimentos e informações nutricionais (medida caseira, peso da porção, valor calórico e composição dos alimentos) (Figura 5).

Educação nutricional em consultório 173

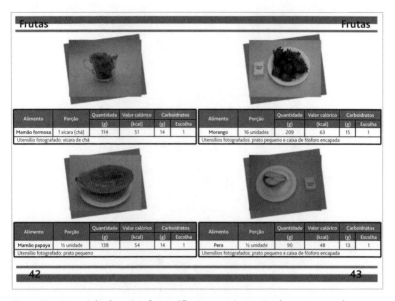

Figura 5 Material educativo fotográfico para orientação de contagem de carboidratos[15,16].

Método

Fotografias de porções de alimentos auxiliam na percepção do tamanho das porções, memorização e conhecimento, além de tornar o atendimento mais atraente.

Jogo de cartas
Material

Cartas de alimentos (Figura 6).

Método

As cartas de alimentos são sinalizadas por cores diferentes de acordo com o grupo do alimento. O profissional explica a função de cada grupo alimentar e ilustra a explicação com as cartas de alimentos daquele grupo; o cliente interage, auxiliando no agrupamento dos alimentos.

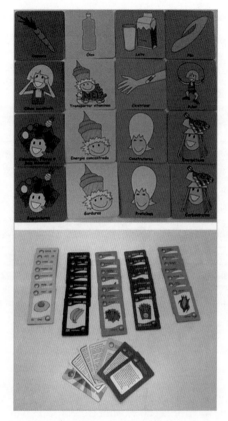

Figura 6   Jogos de cartas com grupos de alimentos.

Receitas de preparações saudáveis
Material

Receitas nutritivas, impressas ou digitalizadas (Figura 7).

Método

Selecionar e fornecer receitas de preparações com menor teor de açúcar, gordura e sódio e maior teor de vitaminas, minerais e fibras.

> **TORTA COLORIDA**
>
> **Ingredientes da massa**
> 2 copos de arroz integral cozido
> ½ copo de amido de milho
> 1 colher (chá) de fermento em pó
> 3 ovos
> ½ copo de óleo
> 1 copo de leite
> Sal a gosto
>
> **Recheio**
> 1 maço pequeno de brócolis ninja picado
> 1 cenoura ralada
> 300 g de filé de frango (cortar em cubinhos)
> cebola, alho e temperos a gosto
>
> **Modo de preparo**
> Cozinhe com os temperos o frango, a cenoura e o brócolis. Após cozidos, reserve. Bata no liquidificador os ingredientes da massa, unte a forma com óleo e despeje metade da massa. Coloque o recheio e acrescente o restante da massa. Leve para assar por 30 minutos.

Figura 7   Exemplo de impresso de receita nutritiva.

Caso haja área física apropriada, a realização de uma oficina de culinária possibilita aos clientes vivenciarem a experiência do preparo, estimulando a realização de novas preparações.

Utensílios e medidas
Material
Utensílios: colheres de sopa, sobremesa e chá, concha, colher de servir, escumadeira, copos e pratos (Figura 8).

Figura 8   Utensílios.

Método

Mostrar os utensílios aos clientes para que identifiquem quais são utilizados na alimentação habitual.

Rótulos de alimentos
Material

Rótulos de produtos industrializados ou fotos de rótulos (Figura 9).

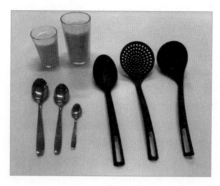

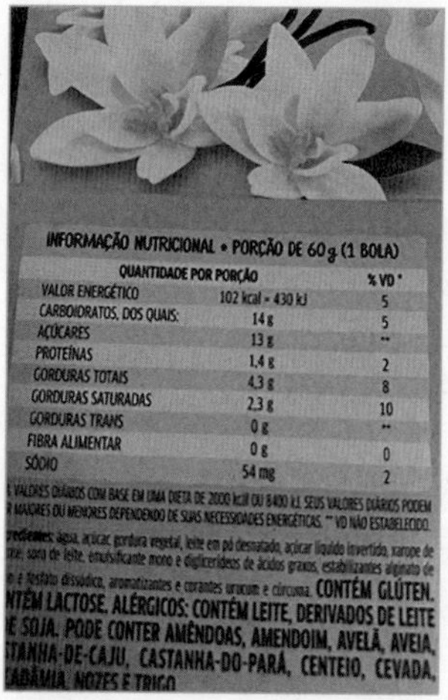

Figura 9   Exemplo de rótulo de produto industrializado.

Método

Realizar a leitura orientada de rótulos e do conteúdo nutricional dos alimentos. Considerando os alimentos que são habitualmente consumidos pelos clientes, é possível discutir sobre conteúdo de gordura, açúcar, sódio e fibras dos alimentos.

Quantidade de açúcar, sódio, gordura e fibras nos alimentos
Material

Tubos de ensaio com açúcar, sal, gordura e fibras, fotos de alimentos ou alimentos *in natura* com alto teor de açúcar, sódio e gordura e baixo teor em fibras (Figura 10).

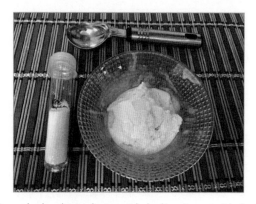

Figura 10   Exemplo da relação de quantidade de açúcar em 1 bola de sorvete de massa.

Método

Mostrar alimentos com alto teor de gordura, açúcar e sódio e baixo teor de fibras, demonstrando sua equivalência em quantidade de açúcar, sal, gordura e fibras presente nos tubos de ensaio.

Novas tecnologias

O uso de recurso eletrônico para orientação nutricional de crianças e adolescentes é uma estratégia que facilita a conversa e complementa a informação verbal[17].

Novas tecnologias para educação em diabetes, por exemplo, vêm sendo utilizadas para auxiliar no tratamento nutricional com resultados promissores. O uso de aplicativos de celulares, jogos eletrônicos, vídeos, CDs e informações por telefone torna a interação mais atrativa e efetiva para esses jovens[18-20].

Alguns serviços intercalam atendimento nutricional presencial com atendimento via Skype ou WhatsApp e apresentam bons resultados, aumentando o contato com o cliente e contribuindo para o sucesso no tratamento.

Material

Jogos eletrônicos e aplicativos (celulares, *tablets* e computadores) (Figuras 11 e 12).

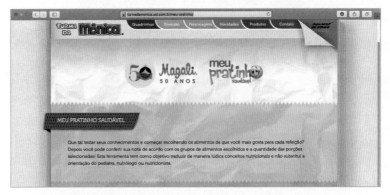

Figura 11   *Website* infantil para montagem de uma refeição saudável.

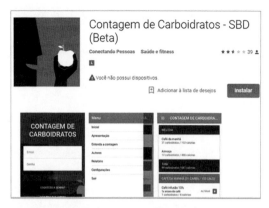

Figura 12 Aplicativo *Contagem de carboidratos* para pessoas com diabetes (Sociedade Brasileira de Diabetes).

Método

Por meio de recurso eletrônico, proporcionar conhecimento e informações que são úteis para a prática diária na alimentação.

Considerações finais

Na orientação nutricional do público infantojuvenil, as ferramentas educativas são úteis, fazem parte do processo e são fundamentais para transmitir informação nutricional de forma lúdica, atraindo a atenção e facilitando a compreensão da criança ou adolescente e seus familiares, visando auxiliar no processo de aquisição de práticas alimentares saudáveis.

Referências

1. Mitchell LJ, Ball LE, Ross LJ, Barnes KA, Williams LT. Effectiveness of dietetic consultations in primary health care: a systematic review of randomized controlled trials. J Acad Nutr Diet 2017;117(12):1941-62.
2. Boog MCF. Educação alimentar e nutricional I para além de uma disciplina. In: Diez-Garcia RW, Cervato-Mancuso AM, editores. Mudanças ali-

mentares e educação alimentar e nutricional. 2. ed. Rio de Janeiro: Guanabara Koogan; 2017.
3. Aguiar-Moreira AC, Micali FG, Francisco LV, Diez-Garcia RW. Ambulatório de nutrição. In: Diez-Garcia RW, Cervato-Mancuso AM, editores. Mudanças alimentares e educação alimentar e nutricional. 2. ed. Rio de Janeiro: Guanabara Koogan; 2017.
4. Antonaccio C, Godoy C, Figueredo M. Nutrição comportamental para uma comunicação responsável em saúde e nutrição. p. 135. In: Alvarenga M, Figueredo M, Timerman F, Antonaccio C. Nutrição comportamental. Barueri, SP: Manole; 2015.
5. Hollis JL, Williams LT, Collins CE, Morgan PJ. Does motivational interviewing align with international scope of practice, professional competency standards, and best practice guidelines in dietetics practice? J Acad Nutr Diet 2014;114(5):676-87.
6. Lumeng JC, Miller AL, Appugliese D, Rosenblum K, Kaciroti N. Picky eating, pressuring feeding, and growth in toddlers. Appetite 2018;123:299-305.
7. Candler T, Murphy R, Pigott A, Gregory JW. Fifteen-minute consultation: diabulimia and disordered eating in childhood diabetes. Arch Dis Child Educ Pract Ed 2017 Oct 27 Cited in Pubmed; PMID 17322307.
8. Kerzner B, Milano K, MacLean Jr WC, Berall G, Stuart S, Chatoor I. A practical approach to classifying and managing feeding difficulties. Pediatrics 2015;135(2):344-53.
9. Vilela S, Hetherington MM, Oliveira A, Lopes C. Tracking diet variety in childhood and its association with eating behaviours related to appetite: the generation XXI birth cohort. Appetite 2018;123:241-8.
10. Holley CE, Farrow C, Haycraft E. If at first you don't succeed: assessing influences associated with mothers' reoffering of vegetables to preschool age children. Appetite 2018;123:249-55.
11. Petty ML, Figueiredo M, Koritar P, Deram S, Pascoal C. Nutrição comportamental no atendimento de crianças e adolescentes. In: Alvarenga M, Figueiredo M, Timerman F, Antonaccio C, editores. Nutrição comportamental. Barueri, SP: Manole; 2015.
12. Horodynski MA, Brophy-Herb HE, Martoccio TL, Contreras D, Peterson K, Shattuck M et al. Familial psychosocial risk classes and preschooler body mass index: the moderating effect of caregiver feeding style. Appetite 2018;123:216-24.

13. American Dietetic Association (ADA). Position of the American Dietetic Association: individual-, family-, school-, and community-based interventions for pediatric overweight. J Am Diet Assoc 2006;106(6):925-45.
14. Bleich SN, Vercammen KA, Zatz LY, Frelier JM, Ebbeling CB, Peeters A. Interventions to prevent global childhood overweight and obesity: a systematic review. Lancet Diabetes Endocrinol 2017;1-15.
15. Gandolfo AS. Avaliação da eficácia de material educativo fotográfico na orientação de contagem de carboidratos para adolescentes com diabetes. São Paulo. Dissertação [Mestrado em Ciências] – Faculdade de Medicina da USP; 2010 [acesso em 13 abr. 2018]. Disponível em: http://www.teses.usp.br/teses/disponiveis/5/5141/tde-24032011-144034/publico/AdrianaServilhaGandolfo.pdf.
16. Gandolfo AS, Bastos DV, Makluf BAJ, Neri LCL, Savoldelli RD, Manna TD et al. Efficacy of photographic educational materials for carbohydrate counting training of adolescents with diabetes mellitus. Nutr Hosp 2014;29(2):344-9.
17. Raaff C, Glazebrook C, Wharrad H. Dietitians' perceptions of communicating with preadolescent, overweight children in the consultation setting: the potential for e-resources. J Hum Nutr Diet 2014;300-12.
18. Lange K, Swift P, Pankowska E, Danne T. Diabetes education in children and adolescents. Pediatric Diabetes 2014;15 Suppl 20:77-85.
19. Kim G, Bae JC, Yi BK, Hur KY, Chang DK, Lee MK et al. An information and communication technology-based centralized clinical trial to determine the efficacy and safety of insulin dose adjustment education based on a smartphone personal health record application: a randomized controlled trial. BMC Med Inform Decis Mak 2017;17(1):109.
20. Lazem S, Webster M, Holmes W, Wolf M. Games and diabetes: a review investigating theoretical frameworks, evaluation methodologies, and opportunities for design grounded in learning theories. J Diabetes Sci Technol 2015;10(2):447-52.

Bibliografia consultada

1. Junqueira P. Por que meu filho não quer comer?: uma visão além da boca e do estômago. Bauru: Idea; 2017.

Capítulo 11

Educação alimentar e nutricional em escolas

Julliana Augusto Sanches Bonato
Rachel Helena Vieira Machado

O que é educação alimentar e nutricional e por que ela precisa ser realizada na infância

A educação alimentar e nutricional (EAN) é uma estratégia preconizada pelas políticas públicas em alimentação e nutrição, sendo considerada um importante instrumento para promoção de hábitos alimentares saudáveis. No Brasil, pratica-se EAN desde a década de 1940, a princípio voltada para adultos e através de divulgação de materiais informativos e/ou medidas que privilegiavam a suplementação alimentar e atividades de combate a carências nutricionais específicas. Dada a ausência de diretrizes específicas que norteiem a prática em EAN, foi desenvolvido em 2012 o documento intitulado *Marco de referência de educação alimentar e nutricional para as políticas públicas,* lançado com objetivo de promover um campo comum de reflexão e orientação da prática, no conjunto de iniciativas de EAN[1].

Segundo esse documento, a EAN é um campo de conhecimento e de prática contínua e permanente, transdisciplinar, autônoma e voluntária de hábitos alimentares saudáveis. A prática da EAN deve fazer uso de abordagens e recursos educacionais problematizadores e ativos que favoreçam o diálogo junto a indivíduos e grupos populacionais, considerando todas as fases do curso da vida, etapas do sistema alimentar e as interações e significados que compõem o comportamento alimentar. Todo profissional que pratica EAN deve pautar suas ações: em conceitos de sustentabilidade social, ambiental e econômica, no processo que abrange desde o acesso à terra, à água e aos meios de produção, as formas de processamento, de abastecimento, de comercialização e de distribuição; na escolha e consumo dos alimentos (incluindo as práticas alimentares individuais e coletivas), até a geração e a destinação de resíduos; na valorização da cultura alimentar local e das práticas culinárias; no estímulo ao autocuidado e autonomia de escolhas; na participação ativa dos indivíduos durante o processo educativo; na intersetorialidade de ações; e na importância do planejamento, avaliação e monitoramento das ações[2].

Dado seu caráter transdisciplinar, vários profissionais podem exercer a EAN. No entanto, nos contextos em que a EAN é considerada um recurso terapêutico que integra um processo de cuidado e cura de morbidades, as ações são de responsabilidade de profissionais com formação técnica específica. Dentre os equipamentos públicos em que pode ser inserida, constam as áreas da educação (escolas, creches, universidades e restaurantes universitários)[2]. De acordo com a Resolução do Conselho Federal de Nutricionistas n. 380, de 28 de dezembro de 2005[3], compete ao nutricionista realizar assistência e educação nutricional a indivíduos sadios ou enfermos, em instituições públicas e privadas; e a EAN configura-se como um campo de atuação educativa do nutricionista[4], apesar de a formação do profissional para essa área, durante a graduação, ser geralmente insuficiente[2].

As práticas em EAN apresentam especial importância na infância, já que a promoção da alimentação saudável nessa fase estimula a adesão a um estilo de vida conducente a um adequado desenvolvimento cognitivo, bem como corrobora a prevenção de doenças crônicas não transmissíveis. Além disso, a formação dos hábitos alimentares é influenciada por fatores fisiológicos, psicológicos, socioculturais e econômicos e é iniciada na infância[1]. Adiciona-se a isso o fato de que o Brasil atualmente é acometido pelos reflexos da transição nutricional, que levaram a carências nutricionais ocultas de vitaminas e minerais coexistentes com sobrepeso e obesidade, alimentação inadequada, doenças cardiovasculares precoces e sedentarismo também na população infantojuvenil. Dados da última Pesquisa Nacional de Saúde 2013 apontam cerca de 15% de prevalência de excesso de peso entre crianças abaixo de cinco anos, frequência extremamente alta e crescente em relação aos padrões esperados[5]. O estudo Erica[6], que avaliou uma amostra representativa de adolescentes brasileiros, identificou uma prevalência de 25% de excesso de peso no país. Para a prevenção e o combate desses problemas de saúde, a educação em nutrição pode ser vista como um importante instrumento de apoio na promoção da saúde[7].

A EAN realizada na escola

O comportamento alimentar da criança é determinado em primeira instância pela família da qual ela é dependente e, secundariamente, por suas outras interações psicossociais e culturais. Nessa fase da vida, o indivíduo sai do convívio basicamente familiar e penetra no contexto escolar, no qual experimentará outros alimentos e preparações e terá oportunidade de promover alterações nos seus hábitos alimentares pelas influências do grupo social e dos estímulos presentes no sistema educacional. A escola para a criança funciona como o trabalho para o adulto. Toda a sua produção é realizada ali. Além disso, o ambiente escolar apresenta algumas facilidades, como a abrangência das ações, o elevado número de estudantes que recebem o mesmo incentivo ao mesmo tempo, a continuidade das estratégias ao longo do tempo em virtude da permanência de crianças e/ou adolescentes nas escolas, e a possibilidade de alterações, tanto estruturais quanto operacionais. Assim, entende-se que a escola apresenta um ambiente privilegiado para programas de EAN[1,8,9].

A educação em saúde pode ser realizada no ambiente familiar, na escola, no trabalho ou em qualquer espaço comunitário; contudo, os mais comuns à prática de educação voltada para criança são a escola e o ambiente familiar. O desafio consiste em motivar a criança a aceitar uma alimentação variada, levando-a a ampliar suas preferências e adquirir hábitos alimentares mais saudáveis, e o educador pode utilizar atividades lúdicas e interativas para o desenvolvimento de ações educativas, visto que, dessa forma, as crianças aprendem de maneira mais fácil e divertida, favorecendo mudanças de atitudes e melhoria das práticas alimentares. À família cabe dar continuidade a esse processo educativo[10].

No Brasil, as práticas em EAN escolar no âmbito da saúde coletiva são realizadas por equipes intersetoriais constituídas por iniciativa das Secretarias de Educação, no âmbito do Programa Nacional de Alimentação Escolar (PNAE), e pelo Fundo Nacional de Desenvolvimento da Educação (FNDE), diretamente ou por meio dos Centros Colaboradores em Alimentação e Nutrição do Escolar (CECANE), entre outros. Participam da formação os gestores, professores, coordenadores pedagogos, merendeiras, nutricionistas e produtores de alimentos. Como resultado dessas aplicações, cita-se a incorporação do tema alimentação e nutrição nos currículos e nas formações permanentes dos profissionais da educação, com maior envolvimento da comunidade escolar, diversificação da alimentação escolar e aproximação entre os saberes técnico e popular[2]. Além disso, em 2007 foi instituído o Programa Saúde na Escola (PSE), por meio do Decreto n. 6.286/2007, com o objetivo de contribuir para a formação do estudante por meio de ações relacionadas à prevenção, atenção e promoção à saúde, incluindo nesse contexto a promoção da alimentação saudável por meio da EAN[1].

Barbosa e colaboradores mencionam em seu trabalho que a EAN pode perfeitamente compor o currículo escolar e ser desenvolvida sem qualquer prejuízo aos saberes consagrados nos conteúdos escolares[11]. Ela irá agregar valor a esses conhecimentos, uma vez que permite, na análise real de cada indivíduo, instrumentalizá-lo no entendimento da sua condição de ser vivo, das dimensões éticas, socioantropológicas e biológicas de sua existência, e daquele que come e habita o espaço social. Segundo os autores, a alimentação escolar por si só representa uma estratégia pedagógica eficiente para trazer à tona todos os infinitos assuntos e temas que o ato de se alimentar fomenta. Para isso, todas as áreas do conhecimento são chamadas a contribuir: a matemática, as ciências da natureza, as ciências sociais, as artes, as linguagens, a história, a química, a física, a filosofia, enfim, todas que vierem a compor o dia a dia da escola. Além disso, os temas e os debates sobre alimentação devem garantir que todas as dimensões dessa ação humana sejam abordadas: econômica, social, cultural, religiosa, psicológica, pedagógica, nutricional, artística, gastronômica, entre outras, dinamizando as ações do currículo vivido. Quando a alimentação compõe o projeto pedagógico das escolas – direcionando atividades transdisciplinares entre os docentes e demais profissionais na escola, promovendo atividades integradoras da ação escolar e atividades fora da escola que ampliem a percepção e a leitura desse tema por parte dos estudantes –, as práticas de EAN não são apenas as pedagógicas que acontecem em sala de aula; elas acabam se tornando onipresentes, verdadeiramente influenciando na formação do estudante. Cabe ressaltar que não é só este que precisa ser educado do ponto de vista da alimentação, mas também os gestores, professores, cozinheiros, agricultores familiares, nutricionistas, coordenadores pedagógicos e também os pais. Por isso, essa ação é caracterizada como abrangente e organizadora de muitas possibilidades de atividades.

Assim, quando se diz que "atividades lúdicas pontuais não funcionam", há, de fato, verdade no argumento. A EAN – em princípio – é mais que oferecer pontualmente atividades relativas ao tema alimentação, mas sim um conjunto de ações pedagógicas, normativas e culturais que se desenha nos vários espaços e abrange a reflexão e a prática dos vários atores integrados a esses campos. Extrapola a sala de aula e as atividades pedagógicas desenvolvidas com os estudantes. Torna-se parte das políticas locais e ocupa espaço na agenda das políticas sociais[11].

Resultados e impacto das ações de EAN no âmbito escolar

Diversos estudos recentes descrevem a forma como as ações em EAN voltadas para o público infantil são aplicadas, bem como seu impacto e desfecho. Ramos e colaboradores apontam, dentre os principais resultados dessas ações, a melhoria no conhecimento em nutrição e nas opções alimentares das crianças (melhoria na frequência de consumo das porções de cereais, frutas, hortaliças, carnes, ovos, leguminosas, leite), redução na omissão e substituição de refeições por lanches e consumo de alimentos de baixa qualidade nutricional (refrigerantes, guloseimas e doces) e melhoria no fracionamento e frequência de refeições[1]. Entretanto, não encontraram evidências de impacto das ações educativas no estado nutricional e nos índices de excesso de peso das crianças. Gabriel e colaboradores relatam também melhorias nos conhecimentos nutricionais, nas atitudes e no comportamento alimentar de crianças e adolescentes, com influência também nos hábitos alimentares da família[12]. Outros dados de uma revisão sistemática de 33 artigos mostraram, em sete estudos, impacto positivo das ações em EAN na redução do índice de massa corporal (IMC), quando a intervenção foi mais longa (acima de 9 meses), além do impacto positivo no consumo de frutas e vegetais e redução no consumo de refrigerantes[8].

Resultados positivos na promoção da alimentação saudável também foram documentados por trabalhos cujas intervenções educativas se somaram à mudança no ambiente de refeições. Tais intervenções buscaram promover maior acesso e disponibilidade de alimentos saudáveis (seja em casa ou nos arredores), assim como restringir o consumo de bebidas açucaradas e alimentos ultraprocessados[8]. Esses dados reforçam a importância de se alinhar as atividades de EAN com um sistema de alimentação e nutrição dentro da escola para a otimização dos resultados.

O perfil das crianças atendidas também pode influenciar nos resultados das atividades em EAN: há evidências de que crianças de menor faixa etária e do sexo feminino obtiveram melhores resultados com as intervenções em alguns trabalhos. Em estudos europeus, as intervenções educativas apresentaram efeito de mudança de comportamento em adolescentes, enquanto o estímulo ao consumo de frutas e verduras surtiu maior efeito nas crianças menores[8]. Em trabalho ainda não publicado com crianças brasileiras do ensino privado e público e intervenção semanal de 3 meses, as crianças oriundas do ensino público foram as que apresentaram piores escores de conhecimento no período pré-intervenção, e também as que mais aprenderam durante a intervenção, em comparação com as crianças de escolas particulares. Além disso, as crianças mais jovens obtiveram maiores percentuais de agregação no conhecimento após a intervenção. O conhecimento agregado não variou conforme sexo ou IMC das crianças, e a mudança no hábito posterior não foi avaliada[13]. Pode-se inferir desses dados que é importante refletir bem sobre quais objetivos e estratégias devem ser seguidos para crianças de escolas públicas e particulares, de faixas etárias diferentes e segundo o sexo. Ou seja, a fase de planejamento das ações em EAN deve ser minuciosamente pensada.

Quanto à periodicidade das ações, a maioria dos resultados descritos nesses estudos ocorre após intervenção de período mínimo de 3 a 9 meses (periodicidade quinzenal ou mensal). Na revisão sistemática de Guerra e colaboradores, entretanto, a recomendação mais frequente nos estudos revisados a respeito da duração necessária para intervenção eficaz é de, pelo menos, seis meses[8]. Apesar da falta de diretriz sólida a respeito da duração mínima da intervenção para obtenção de efeitos positivos no IMC e nos hábitos alimentares, tais recomendações corroboram a teoria de Prochaska e DiClemente, a qual aponta seis meses como o tempo mínimo para a estabilidade da mudança de comportamentos em geral[8]. Há ainda especulações de que sejam necessárias de 10 a 15 horas de intervenção educativa para melhorar o conhecimento em nutrição das crianças, 40 a 50 horas para haver mudanças no comportamento alimentar e 26 horas para haver perda de peso em crianças e adolescentes acima de 6 anos de idade[13]. Nesse cenário, considerando-se intervenções de 60 minutos com periodicidade semanal, seriam necessárias cerca de 10 meses de intervenções para se promover, de fato, alterações no comportamento alimentar das crianças.

Adicionalmente, cabe ressaltar a característica natural de dispersão de atenção na infância. A prática profissional permite sugerir de forma empírica que crianças menores de 6 anos costumam se manter concentradas em atividades de EAN por período máximo de 30 a 40 minutos, ao passo que os escolares já conseguem se manter entretidos por até 1 hora, e adolescentes por cerca de 1 hora e meia a 2 horas. A maioria dos trabalhos mencionados aplica as ações no período máximo de 60 minutos, condizente com a organização escolar disponível.

Planejamento de atividades em EAN

Primeiro passo: diagnóstico da situação-problema

Antes de escolher as ferramentas que serão utilizadas nas atividades de educação alimentar e nutricional (EAN), é importante identificar o problema e as características da população atingida (idade, sexo, classe social, aspectos culturais, presença de patologias e necessidades especiais etc.). Apenas após essa etapa será possível estabelecer os objetivos educativos e avaliar os recursos disponíveis para a realização da atividade.

As ações em EAN podem se associar aos preceitos do modelo transteórico de mudança de comportamento, cuja premissa é a de que as pessoas passam por diferentes estágios de motivação durante a modificação de um comportamento-problema. A identificação do estágio em que o adolescente se encontra, por exemplo, possibilita saber o quanto está motivado para efetivamente mudar. No estágio de pré-contemplação, o indivíduo sequer consegue identificar o problema ou comportamento de risco. Na contemplação, já há consciência do comportamento, mas com alto nível de questionamento a respeito da mudança. Na preparação (ou decisão), ocorrem o planejamento e a disposição para a ação. No estágio da ação, o indivíduo está disposto a realizar modificações e aproveita as experiências adquiridas no processo de aprendizado. O estágio de manutenção é observado pela estabilização do comportamento em foco[14]. A identificação desses estágios é decisiva para a escolha de estratégias mais adequadas e eficazes em EAN, favorecendo a mudança efetiva de comportamento, e pode ser aplicada para crianças e adolescentes, numa fase inicial de diagnóstico da situação-problema e planejamento das ações.

Nesta primeira etapa, é importante que os indicadores levantados para se identificar o problema sejam pensados para posterior repetição, ao final do programa, fomentando a avaliação adequada dos resultados das ações aplicadas. Diversos autores citam métodos utilizados na prática profissional para triagem do problema e avaliação dos resultados. Geralmente se utiliza a avaliação pré-intervenção dos níveis de conhecimento em nutrição e/ou o consumo alimentar das crianças, avaliados por meio de questionários (adaptados para a faixa etária e preenchidos pelas crianças e/ou pais) e dados antropométricos. Atividades lúdicas e/ou entrevistas também são relatadas nas metodologias dos estudos[1,13,15]. Dessa forma, ainda que as atividades aplicadas não tenham o intuito de se tornarem publicações científicas, é de interesse do profissional fazer o registro e comparação da evolução do seu planejamento, como forma de valorização do seu trabalho e argumentação quanto à eficácia do processo educativo. O uso desses indicadores possibilita não só o planejamento assertivo das ações de intervenção, como também a replicação e a avaliação concisa dos resultados. Cabe ressaltar também que mesmo as ações aplicadas em caráter diagnóstico devem considerar as ferramentas adequadas para a população infantil, abordadas no próximo tópico.

Segundo passo: escolha das ferramentas educativas adequadas

Nos estudos em que os autores trabalharam com faixas etárias mais amplas e ofereceram o mesmo protocolo de atividades para todos, sem qualquer adequação à faixa etária e/ou ao sexo, os resultados foram menos efetivos. Tais desfechos poderiam ser decorrentes da habilidade limitada em estruturação da intervenção[8]. Daí a importância de se escolher a estratégia mais adequada ao seu público-alvo.

A criação de estratégias de ensino-aprendizagem para crianças deve primar pela ativação dos conhecimentos prévios dos discentes e estar embasada em atividades lúdicas e contextualizadas[16]. Apesar do aumento dos estudos sobre o tema, há uma grande dificuldade em se conceituar o brincar, pois não existe entre os especialistas um consenso a respeito do assunto. A maior parte dos estudiosos prefere usar uma expressão mais ampla – atividade lúdica –, que acaba sendo sinônimo de jogar[17]. As explicações psicológicas do brincar associam-se, em geral, às teorias de Freud e de Piaget. Se para Freud a brincadeira é a representação da realidade, para Piaget ela assume um papel fundamental nas etapas de desenvolvimento da criança. Foi investigando o desenvolvimento da inteligência que Piaget aprofundou seus estudos sobre o jogo e mostrou as contribuições da atividade lúdica para a aprendizagem das regras, a socialização da criança, o aparecimento da linguagem e, sobretudo, o desenvolvimento do raciocínio[18,19].

Em resumo, os jogos e as brincadeiras são fundamentais para que a criança seja estimulada de modo a experimentar e descobrir o mundo, aprender a situar-se e a interagir no espaço e na cultura em que vive, construir o seu conhecimento ao transformar as informações e criar novas ideias, comunicar, exercer e expressar emoções, aprender a se socializar e conquistar, gradativamente, a sua autonomia[20]. Assim, com a evolução das técnicas educativas, os jogos pedagógicos se configuram como uma ferramenta complementar na construção e fixação de conceitos desenvolvidos em sala de aula, bem como num recurso motivador para o aluno; nesse contexto, o nutricionista se coloca no papel de moderador, criando os espaços, oferecendo-lhes material e partilhando das brincadeiras das crianças[15].

Os recursos ou ferramentas educativas para trabalhar educação alimentar e nutricional são classificados como tecnologias independentes e dependentes, descritas a seguir (Quadro 1). Na prática, qualquer atividade lúdica pode ser adaptada para finalidades de EAN, cabendo à criatividade do nutricionista suas variações. Não é incomum que jogos tradicionais (como damas, bingo, memória etc.) sejam adaptados para transmitir conceitos sobre alimentação.

Quadro 1   Tecnologias empregadas para aplicação de ações em educação alimentar e nutricional (EAN) infantil[21].

Tecnologias independentes
Álbum seriado, baralho de alimentos, cartaz, flanelógrafo, imantógrafo, histórias em quadrinhos, jogos, ilustrações, jornal escolar, livro didático, livro infantojuvenil, mural, peça teatral, dramatização, teatro de fantoches, sucata, máscaras, quadro de pregas, massa para modelagem, horticultura, oficina culinária, fantoches e dedoches, quadro de giz
Tecnologias dependentes
Computador, jogos interativos, CD de histórias e músicas, desenhos animados, *data show*, *tablet*, celular

Além dessas estratégias educacionais, os marcadores típicos do desenvolvimento infantil podem auxiliar na escolha e planejamento das atividades. Crianças mais novas, por exemplo, não estão preparadas para aprender sobre as propriedades nutricionais dos alimentos, por não terem ainda as capacidades cognitivas suficientemente amadurecidas. Os Quadros 2 e 3, a seguir, delimitam os principais objetivos e tipos de atividade indicados para cada fase de desenvolvimento da criança.

Quadro 2   Objetivos de ações em educação alimentar e nutricional (EAN) infantil específicas para cada faixa etária.

Faixa etária	Objetivos de ações em EAN
1 a 3 anos	Estimular a autonomia da criança para a alimentação, bem como promover a exploração sensorial dos alimentos, especialmente a partir dos 2 anos, quando se inicia o período natural neofóbico (rejeição aos alimentos novos)
4 a 6 anos	Bom momento para se trabalhar a expansão do universo de alimentos conhecidos pela criança e encorajar a experimentação de alimentos variados, promover habilidades culinárias simples (lavar vegetais, por exemplo), hábitos de higiene e noções de utensílios utilizados durante as refeições, entre outros. Funções nutricionais dos alimentos podem ser trabalhadas de maneira muito superficial
7 a 10 anos	Bom momento para se intensificar a EAN para habilidades culinárias e propriedades nutricionais dos alimentos, com foco nos comportamentos saudáveis e seu impacto no futuro. Idade propícia para o incentivo à mudança dos comportamentos familiares, pois a criança se torna um agente multiplicador e fiscaliza os comportamentos dos pais que julgar inadequados
Adolescente	A motivação do adolescente se dá a partir do entendimento de que a situação-problema atual pode ser resolvida com novos conhecimentos agregados. Por exemplo, ao adolescente não importa modificar hábitos para prevenir obesidade na idade adulta, mas sim para controlar seu excesso de peso atual, acne, ansiedade etc. A atividade que foca nas propriedades de alimentos deve focar no impacto que a alimentação tem na sua rotina diária. Momento propício para aprofundar as habilidades culinárias e empoderar o adolescente para sua própria sobrevivência e fonte de renda relacionada à alimentação, além de abordagem a comportamentos saudáveis e não restritivos

Quadro 3 Ferramentas educacionais específicas para cada faixa etária.

Faixa etária	Marcos do desenvolvimento[22]	Ferramentas educacionais
1 a 3 anos	Anda sozinho, desenvolvendo dentição e habilidades de mastigação, deglutição e autonomia para alimentação, aprendendo a se comunicar. Segue instruções simples, tem forte senso de independência, tenta imitar ação de adultos	Atividades que explorem a textura, sabor, cor, odor e temperatura dos alimentos, e coloquem a criança em contato com alimentos novos
4 a 6 anos	Gosta de cantar, participa de jogos simples e em grupos pequenos, pode auxiliar em tarefas domésticas simples, permanece atento à contação de histórias por 5-10 minutos, copia ação de adultos, inicia habilidades para desenhos, identifica poucos nomes, números, cores, já anda, corre e pula, monta quebra-cabeças simples, segue instruções simples, usa imaginação para criação de histórias	Atividades com música, dança, contação de histórias, exploração sensorial de alimentos, jogos de sequência e repetições, quebra-cabeças, atividades com pintura, artes etc. Tarefas em competição são geralmente estimulantes e motivadoras a partir desta faixa etária
7 a 10 anos	Alfabetizado, tem domínio sobre movimentos físicos e coordenação motora, apresenta raciocínio lógico e crítico, quer tirar suas conclusões sozinho	Atividades que induzam ao raciocínio, como enigmas, caça ao tesouro, oficinas culinárias, hortas, atividades escritas (palavras cruzadas, liga-pontos etc.), bingo ou memória, atividades que se liguem a esportes e artes etc.
Adolescente	Alterações hormonais e estirão de crescimento, adaptações biopsicossociais, comportamentos desafiadores, introspecção, mudanças na autoestima	Criação de paródias, gravação de vídeos, documentários, teatros (voltados para o público-alvo de crianças mais jovens ou idosos, por exemplo), simulações e outras atividades que envolvam a tecnologia e criatividade, competições esportivas e atividades intelectuais (conforme o perfil do adolescente), oficinas culinárias, estudos do meio, visitas técnicas, organização de feiras, jogos com competição etc.

Dentre os estudos que utilizam EAN como objeto de intervenção na infância, a maioria apresenta mais de uma estratégia adaptada, como palestras, apresentações, dinâmicas, histórias infantis e em quadrinhos, teatro de fantoches e jogos educativos, oficinas culinárias, hortas urbanas, vídeos e desenhos animados, dinâmicas com músicas, movimentos, entre diversas outras possibilidades. Alguns estudos utilizam tarefas para serem realizadas em casa, com a ajuda dos pais (por exemplo, deve-se estudar um tópico e preparar um cartaz sobre ele), e desafios para toda a comunidade escolar, incluindo o corpo docente (por exemplo, "semana sem refrigerante"). Atividades que consideram metodologias ativas e colocam a criança ou adolescente no centro da brincadeira também costumam ser muito bem recebidas. A maioria dos estudos que utilizam habilidades culinárias como recurso didático, por exemplo, apresenta resultados positivos no aumento do conhecimento. Os autores também descrevem boa receptividade do público em relação a tais atividades, indicando abertura para inserção de educação alimentar e nutricional na grade curricular da escola[1,9,13,15,23].

Guerra e colaboradores, revisando 33 artigos que aplicaram atividades de EAN com crianças em escolas visando à prevenção da obesidade infantil, descrevem como recomendações mais frequentes e efetivas as intervenções cujo envolvimento dos pais nos conteúdos e/ou ações previstas seja estimulado[8]. Tal estratégia busca estender o impacto das alterações comportamentais favoráveis à saúde para além do ambiente escolar, com vistas a alterações comportamentais no âmbito familiar, de modo que os pais se tornem modelos de hábitos saudáveis e favoreçam a ampliação da rede de proteção à criança e ao adolescente. Em relação à comunidade, alguns trabalhos evidenciam que intervenções com resultados positivos na dieta e na redução do peso corporal tiveram ações conjuntas entre escola e comunidade, independentemente da renda. A extensão das atividades para a comunidade das redondezas representa a possibilidade da criação de um ambiente saudável para que os comportamentos aprendidos na escola possam ser reproduzidos na comunidade em que ela está inserida. Além disso, os dados revisados mostraram que meninos respondem de forma mais efetiva às intervenções estruturais, enquanto as meninas às intervenções comportamentais. No caso dos adolescentes, a possibilidade de intervenção no ambiente virtual é uma opção factível para mudanças na alimentação, e há evidências de que intervenções oferecidas por meios tecnológicos (mensagens de texto e *smartphones*) têm impactos positivos na redução do excesso de peso. Nesse sentido, incentivam-se intervenções que adicionem conteúdos em meios tecnológicos de maneira complementar às estratégias mais tradicionais.

Terceiro passo: planejamento de ações

O planejamento de atividades e projetos em EAN pode ser facilitado quando as informações são sistematicamente descritas, permitindo uma análise mais eficaz dos pontos frágeis e oportunidades de ajustes. Além disso, é um modelo facilmente replicável por outros profissionais que porventura precisem ser treinados para a aplicação das atividades. No Quadro 4 é apresentada uma sugestão de modelo de planejamento.

Quarto passo: avaliação dos programas de EAN

A avaliação das ações em EAN é um processo contínuo e ocorre em níveis macro (quando se avaliam os resultados do projeto como um todo) e micro (quando se avaliam os resultados de cada atividade específica), dentro do programa educacional. A finalidade da avaliação é confirmar se os objetivos propostos foram atingidos, se os instrumentos propostos têm validade e obter dados para constante reformulação dos processos. Sendo assim, podem ser desenvolvidos processos de avaliação diagnóstica (realizada no início do programa), formativa (realizada durante as intervenções e que subsidia ajustes ao longo do programa), somativa (realizada ao final do programa e que subsidia conclusões e reflexões sobre ações futuras) e posterior (realizada em período determinado após o término do programa, para verificação dos benefícios provocados em longo prazo pelas intervenções, ou seja, do impacto do programa de EAN na comunidade atendida)[24].

É imprescindível que os instrumentos planejados para a avaliação diagnóstica sejam aplicados antes e após a intervenção. Nos estudos

Quadro 4   Modelo sugerido para planejamento de atividade em educação alimentar e nutricional (EAN) infantil.

Modelo de planejamento de aula		Exemplo
Nome da aula	–	Feira livre do 3º ano B
Profissional responsável	–	Nutricionista _____ e professores _____
Dados do ambiente e fatores biológicos: local, data, duração e público-alvo	Fatores do estilo de vida e de processos de doença envolvendo a população-alvo (presença de alergias, perfil antropométrico etc.), além dos dados da atividade	Colégio _____, turma: 3º ano matutino B, faixa etária: 10 anos, pátio Data ___/___/___ Duração: 50 minutos
Dados comportamentais	Abrangem desde referências comportamentais gerais a dados específicos da alimentação	Turma referenciada pelo professor como de comportamento agitado, recusa frutas azedas e alimentos novos etc.
Tema da atividade	Tema geral da atividade	Consumo de frutas
Objetivos gerais da atividade	Competências gerais a serem desenvolvidas pelas crianças	Facilitar a aceitação dos alimentos; identificar os diferentes tipos de alimentos
Objetivos específicos da atividade	O que a criança deve saber e reproduzir ao final da atividade? Procurar descrever este item com uso de verbos e ações, para facilitar o processo de avaliação posterior	Nomear 3 frutas que nunca consumiu Reconhecer tipos de fruta por sabores doce ou azedo Associar tipos de fruta às suas propriedades nutricionais
Conteúdos	Com base nos objetivos, listar todos os conteúdos abordados na atividade. O que deve ser abordado para que se atinja o resultado esperado?	Safra de alimentos Propriedades nutricionais das frutas Tipos de sabor

(continua)

Quadro 4 Modelo sugerido para planejamento de atividade em educação alimentar e nutricional (EAN) infantil. *(continuação)*

Modelo de planejamento de aula		Exemplo
Descrição da atividade e recursos necessários		
Atividade	Descrever o tipo de atividade realizada de forma generalista	Atividade lúdica de EAN associada a aula expositiva
Estratégias e planejamento de tempo e motivação	Descrever a estratégia escolhida para condução da atividade, na ordem de desenvolvimento, considerando tempo necessário para o desenvolvimento de cada etapa Descrever também que fatores motivacionais estão sendo considerados (participação no processo, estímulo ao raciocínio etc.)	5 minutos: boas-vindas e objetivo da aula, divisão de grupos e higienização de mãos 10 minutos (em roda): mostrar e identificar os diferentes tipos de alimento da safra encontrados na feira livre 15 minutos: brincar de comprar etc.
Recursos (didáticos, utensílios, insumos alimentares)	Para cada estratégia empregada, listar todos os recursos necessários – de qualquer natureza, para que se tornem um *check-list* no dia da atividade Incluir os custos específicos, quando houver	Alimentos *in natura* (safra), barraca de feira, minissacola de feira para as crianças, fantoches de espuma etc.
Avaliação	Retomar os objetivos específicos e descrever qual estratégia será utilizada para avaliá-los	Conversa em roda
Tarefa de casa	Caso haja interação com rotina familiar, descrever	Relatório para os pais Bilhete na agenda para experimentar em casa o alimento identificado na atividade

abordados neste capítulo, a avaliação somativa foi geralmente realizada logo após as intervenções (avaliando-se a retenção imediata do conhecimento), e a posterior realizada em dois momentos, um mês e um ano após (mensurando-se o impacto na mudança do comportamento).

Considerações finais

O nutricionista escolar, muitas vezes, só é requisitado para atender a demanda das crianças na primeira infância. Entretanto, a importância da sua atuação com os adolescentes, comunidade de pais, mestres e funcionários da escola é evidente. Do mesmo modo, também há oportunidades para inclusão de EAN nos programas de férias da escola, nas reuniões pedagógicas, e reuniões e/ou momentos específicos para integração com os pais. Na prática da atuação do nutricionista no ambiente escolar privado, não é infrequente que, por aspectos relacionados à remuneração, o nutricionista limite suas atividades na escola à produção de cardápios, gestão do serviço de produção de refeições e planejamento de modestas atividades em EAN. Para que esse cenário mude, é imprescindível que o próprio profissional se empodere quanto às reais capacidades e princípios do processo de EAN e utilize esse conhecimento para a persuasão gradativa das escolas de ensino particular e público quanto à necessidade de incorporação desse processo em seus currículos.

Referências

1. Ramos FP, Santos LAS, Reis ABC. Educação alimentar e nutricional em escolares: uma revisão de literatura. Cad Saúde Pública 2013;29(11):2147-61.
2. Brasil. Ministério do Desenvolvimento Social e Combate à Fome. Secretaria Nacional de Segurança Alimentar e Nutricional. Marco de referência de educação alimentar e nutricional para as políticas públicas. Brasília: Ministério do Desenvolvimento Social e Combate à Fome; 2012.
3. Brasil. Conselho Federal de Nutricionistas. Resolução nº. 380, de 28 de dezembro de 2005. Áreas de atuação do nutricionista. Diário Oficial da União 10 jan 2006;Seção 1.

4. Brasil. Conselho Federal de Nutricionistas. Lei nº. 8234, de 17 de setembro de 1991. Regulamenta a profissão de nutricionista e determina outras providências. Diário Oficial da união 18 set. 1991;Seção 1.
5. Brasil. Instituto Brasileiro de Geografia e Estatística. Pesquisa Nacional de Saúde 2013. Brasília: Ministério do Planejamento, Orçamento e Gestão; 2014.
6. Bloch KV, Klein CH, Szklo M, Kuschnir MCC, Abreu GA, Barufaldi LA et al. ERICA: prevalências de hipertensão arterial e obesidade em adolescentes brasileiros. Rev Saúde Pública 2016;50 Supl 1:9s.
7. Friedrich RR, Schuch I, Wagner MB. Effect of interventions on the body mass index of school-age students. Rev Saúde Pública 2012;46(3):551-60.
8. Guerra PH, Silveira JAC, Salvador EP. Physical activity and nutrition education at the school environment aimed at preventing childhood obesity: evidence from systematic reviews. J Pediatr 2016;92(1):15-23.
9. Schuh DS, Goulart MR, Barbiero SM, Sica CD, Borges R, Moraes DW et al. Escola saudável é mais feliz: design e protocolo de um ensaio clínico randomizado desenvolvido para prevenir o ganho de peso em crianças. Arq Bras Cardiol 2017;108(6):501-7.
10. Santos LAS. O fazer educação alimentar e nutricional: algumas contribuições para reflexão. Ciênc Saúde Coletiva 2012;17(2):455-62.
11. Barbosa NVS, Machado NMV, Soares MCV, Pinto ARR. Alimentação na escola e autonomia – desafios e possibilidades. Ciênc Saúde Coletiva 2013;18(4):937-45.
12. Gabriel CG, Santos MV, Vasconcelos FAG. Avaliação de um programa para promoção de hábitos alimentares saudáveis em escolares de Florianópolis, Santa Catarina, Brasil. Rev Bras Saúde Mater Infant 2008;8(3);299-308.
13. Franciscato SJ, Janson G, Machado RHV, Lauris JRP, Andrade SMJ, Fisberg M. Impacto do programa de nutrição "Nutriamigos" nos níveis de conhecimento sobre alimentação saudável em crianças escolares. J Hum Growth & Develop 2018. [no prelo]
14. Leão JM, Lisboa LCV, Pereira MA, Lima LF, Lacerda KC, Elias MAR et al. Estágios motivacionais para mudança de comportamento em indivíduos que iniciam tratamento para perda de peso. J Bras Psiquiatr 2015;64(2):107-14.
15. Silva MX, Schwengber P, Pierucci APTR, Pedrosa C. Abordagem lúdico--didática melhora os parâmetros de educação nutricional em alunos do ensino fundamental. Ciênc Cogn 2013;18(2):136-48.

16. Birch LL, Fischer JA. The role of experience in the development of children's eating behavior. In: Capaldi ED, editor. Why we eat what we eat: the psychology of eating. 2nd ed. Washington: American Psychological Association; 1997.
17. Carneiro MAB, Dodge JJ. A descoberta do brincar. São Paulo: Boa Companhia; 2007.
18. Freud S. Além do princípio do prazer. Madri: Nueva Madrid; 1948.
19. Piaget J. A formação do símbolo na criança: imitação, jogo e sonho, imagem e representação. 3. ed. Rio de Janeiro: Zahar; 1978.
20. Delors J. A educação: um tesouro a descobrir. Lisboa: Asa; 2003.
21. Leite LS, coordenadora. Tecnologia educacional: descubra suas possibilidades na sala de aula. 8. ed. São Paulo: Vozes; 2011.
22. American Academy of Pediatrics. Ages & stages. Healthy Children.org [acesso em 25 jan 2018]. Disponível em: https://www.healthychildren.org/English/ages-stages/Pages/default.aspx.
23. Silva MX, Serapio J, Pierucci APTR, Pedrosa C. Nutrição escolar consciente: estudo de caso sobre o uso de oficinas de culinária no ensino fundamental. Ciênc Cogn 2014;19(2):267-77.
24. Taddei JA, Lang RMF, Silva GL, Toloni MHA, editores. Nutrição em saúde pública. 2. ed., rev. e ampl. Rio de Janeiro: Rubio; 2016.

Capítulo 12

Educação nutricional em casa

Marina Morgado Simões de Campos

Introdução

Na infância, o comportamento alimentar é comumente adquirido por meio da observação[1] e é influenciado por diversos fatores, entre eles os ambientais, sociais, econômicos, culturais e cognitivos[2].

Assim, tanto o ambiente domiciliar quanto os hábitos alimentares da família e a forma pela qual os pais oferecem os alimentos vão influenciar diretamente as escolhas e o comportamento alimentar da criança[3,4] e também do futuro adulto[5].

Portanto, a inclusão e o suporte à família no processo de educação nutricional são muito importantes para garantir resultados significativos na melhora da alimentação e no manejo da obesidade infantil, em vez de promover uma dieta saudável e educação nutricional voltada apenas para a criança[6-8].

A educação nutricional para crianças é muito importante para ajudar a formar hábitos alimentares mais saudáveis a longo prazo[9] e, nesse contexto, estratégias de educação nutricional em família, trabalhadas tanto com os pais (cuidadores) quanto com as crianças, trazem resultados mais satisfatórios[10].

Além de fornecer os conceitos de alimentação saudável para promover melhores escolhas alimentares, também é preciso oferecer às crianças e familiares oportunidades de mudança e reforçar a importância de um ambiente que favoreça as alterações necessárias para garantir uma alimentação adequada.

Sendo assim, a abordagem de toda a família é um ponto muito importante para garantir o sucesso da educação nutricional em casa.

O atendimento domiciliar

O atendimento nutricional e as atividades de educação nutricional podem ser realizados em ambientes diferentes, sem perder a sua qualidade e o alcance de resultados satisfatórios[11].

Na prática, percebe-se que o ambiente domiciliar também pode ser utilizado para a realização de atividades de educação nutricional e tem muitos pontos a favor de um resultado final positivo, mas também é preciso levar em consideração alguns pontos que podem dificultar a atuação e a eficácia do trabalho.

Quando o nutricionista visita uma família em sua casa, é possível avaliar de forma mais precisa os fatores ambientais e sociais envolvidos na alimentação da criança, assim como os principais pontos que precisam ser trabalhados. É possível verificar de perto a dinâmica familiar (horário e ambiente das refeições, alimentos consumidos, compras, funcionários, preparo dos alimentos etc.), o que pode ser dificultado quando o atendimento é realizado em um ambiente externo (consultórios e escolas, por exemplo) e longe da realidade da família.

Atualmente, a grande carga horária de trabalho dos pais e a presença de funcionários responsáveis por cuidar das crianças no dia a dia é um cenário cada vez mais comum, portanto, ao realizar uma visita domiciliar, o nutricionista também consegue avaliar melhor essa questão e o que pode implicar na alimentação da criança.

Apesar dos diversos benefícios do atendimento domiciliar, é preciso atentar aos pontos que na prática podem dificultar a atuação do nutricionista na realização de atividades de educação nutricional em casa. A falta de estrutura do domicílio e, por muitas vezes, a distração dos familiares podem ser fatores que atrapalham o trabalho do nutricionista e desenvolvimento das atividades.

Portanto, para driblar possíveis adversidades, é preciso se preocupar com os seguintes pontos:

- Possuir e levar ao domicílio os materiais necessários para a realização de avaliação nutricional e prescrição dietética (balança, fita métrica, estadiômetro, adipômetro, receituário, *notebook* ou *tablet*, carimbo etc.) e/ou atividade de educação nutricional (jogos, ilustrações, alimentos artificiais, vídeos, ingredientes para receitas etc.).
- Solicitar, ao início da visita, que os participantes estejam focados, desliguem aparelhos eletrônicos (celulares, televisões, *tablets* etc.) e evitem realizar atividades rotineiras (atender telefone, conversar com familiar ou funcionário, cuidar de animais de estimação etc.) durante o atendimento.

Como iniciar o trabalho?

Uma vez que no plano social a família tem maior influência, tanto positiva quanto negativa, na formação e manutenção dos hábitos alimentares das crianças[12], é muito importante que o nutricionista avalie toda a dinâmica familiar e a estrutura da casa, de modo a planejar as intervenções necessárias para melhorar a alimentação infantil.

Para planejar um projeto de educação nutricional é preciso estudar e analisar os problemas alimentares e nutricionais da comunidade em que se pretende atuar, identificando os fatores causais que serão considerados para a intervenção[13].

Portanto, para a educação nutricional em casa, o plano inicial é uma avaliação detalhada para verificar o ambiente em que a criança está inserida, levando em consideração alguns pontos principais:

- **Composição da família**: quantas pessoas pertencem à família? Quais as relações parentais entre elas? Quem é o chefe da família?

- **Dinâmica familiar**: quais os horários de estudos, atividades e trabalho dos familiares? Quais os momentos de interação entre os familiares? Como é a relação nesses momentos?
- **Sedentarismo e atividade física**: as crianças e os familiares praticam atividades físicas regulares? Qual é o tempo diário das atividades das crianças?
- **Refeições e alimentação**: como é o ambiente das refeições? Existem distrações (TV, jogos, celular ou *tablet*)? As refeições são realizadas em família ou as crianças comem em momento e ambiente separados? Quais são os alimentos habitualmente consumidos pelas crianças e família? As crianças têm livre acesso aos alimentos? Quem é o responsável pelas compras e preparo da alimentação?
- **Funcionários**: existem funcionários (babás, cozinheiras etc.) presentes no dia a dia da família? Quais são as suas atribuições? Eles têm influência direta sobre a alimentação das crianças? Em quais períodos convivem diretamente com a criança?

Alguns hábitos, tais como realizar as refeições em família, assistir à televisão no momento da refeição e realizar diariamente o café da manhã podem impactar diretamente a qualidade da alimentação da criança e do adolescente[14], o que demonstra a relevância do levantamento desses dados.

Na visita domiciliar, vale a pena que o nutricionista participe das refeições da criança, sempre que possível, sejam elas em família ou não, de modo a avaliar a dinâmica e o comportamento alimentar da criança e da família nas refeições.

Assim, a partir dessa avaliação inicial, é possível definir os principais pontos a serem trabalhados, planejar e programar as intervenções necessárias, de acordo com cada faixa etária envolvida, uma vez que cada uma é marcada por comportamentos específicos, os quais irão determinar os tipos de atividades de educação nutricional que poderão ser realizadas de forma efetiva no ambiente familiar, sempre levando-se em consideração as particularidades de cada criança.

Pré-escolares

O período pré-escolar inclui as crianças dos 2 aos 6 anos de idade e é marcado por uma fase de redução do ritmo de crescimento, das necessidades nutricionais e do apetite, características que levam a alguns comportamentos muito comuns nesta faixa etária, tais como a inapetência, a aceitação alimentar muito variável, o *picky eating* (seletividade alimentar) e a neofobia ou "medo do novo"[15].

Tendo em vista esse contexto, para esta faixa etária é importante realizar atividades de educação nutricional que estimulem o interesse, o conhecimento e a maior intimidade com os alimentos, de modo a minimizar o medo dos alimentos novos e desconhecidos e valorizar o prazer ao se alimentar.

Expor o pré-escolar a atividades sensoriais com alimentos *in natura* pode estimular a criança a experimentá-los[16] e existem diversos exemplos de atividades de educação nutricional que podem ser feitas para esse fim no ambiente domiciliar (Tabela 1), respeitando-se as características e limitações desta faixa etária.

Aproveitando o ambiente domiciliar, um tipo de atividade de educação nutricional que merece destaque é a culinária, uma vez que é um método educativo para a promoção de alimentação saudável[17] e nesse ambiente o nutricionista tem fácil acesso à cozinha e aos gêneros alimen-

Tabela 1   Exemplos de atividades de educação nutricional para pré-escolares.

Atividades	Aplicação
Exercendo os sentidos	Ler histórias, utilizar fantoches ou colocar músicas para apresentar os alimentos. Em seguida, oferecer os alimentos em sua forma *in natura* para serem manipulados (olfato, tato, visão) e degustados, de acordo com a vontade de cada criança
Conhecendo os alimentos	Apresentar os alimentos em sua forma *in natura* ou artificial (réplicas) Pode-se fazer uma minifeira ou supermercado para deixar a atividade mais divertida
Culinária	Apresentar os alimentos e ingredientes em sua forma *in natura* e realizar receitas simples

tares, além de garantir que a criança se sinta à vontade para participar efetivamente da atividade, por estar em seu ambiente de confiança.

Levar as crianças à cozinha é uma forma efetiva de realizar educação nutricional, pois, além de aumentar o conhecimento sobre alimentação saudável e melhorar as escolhas e o consumo de alimentos mais naturais e saudáveis[18], também ajuda a atenuar a neofobia presente nesta faixa etária, uma vez que a culinária auxilia a incorporar alimentos novos e os torna familiares[17].

Assim, para assegurar um resultado satisfatório, é importante organizar e planejar a atividade, garantindo-se os seguintes pontos:

- A atividade de culinária deve ser embasada por um tema escolhido pelo nutricionista a partir da necessidade da criança (Tabela 2), o qual será apresentado antes e desenvolvido e reforçado no momento da realização da receita.
- Levar em consideração a idade da criança e as limitações na participação da elaboração da receita.
- Incluir alimentos saudáveis e naturais nas preparações que serão desenvolvidas.

Tabela 2 Sugestões de temas para as atividades de culinária para pré-escolares.

Tema	Conteúdo
Frutas, verduras e legumes: para o corpo funcionar bem	Mostrar quais são esses alimentos (cores, texturas e sabores) Explicar a importância destes alimentos para o corpo e preparar uma receita com um destes alimentos
Leite e seus derivados: para crescer e ter ossos mais fortes	Mostrar os alimentos deste grupo e explicar a importância para o crescimento e saúde dos ossos Preparar uma receita láctea
Carnes, ovos e leguminosas: força para crescer	Mostrar os alimentos deste grupo Explicar a importância das proteínas para o crescimento e funcionamento do corpo
Pães, cereais e massas: energia para brincar	Mostrar os alimentos deste grupo Explicar a importância para ter energia para brincar

A culinária para crianças em idade pré-escolar deve ser simples, uma vez que a sua participação ainda é limitada (Tabela 3). Por muitas vezes, algumas atitudes e comportamentos dos pais, como pressionar a criança a comer, podem piorar ainda mais o comportamento do pré-escolar e fazer com que o esperado e transitório se torne um distúrbio alimentar real e que pode perdurar por mais tempo[15,19,20].

Portanto, para os cuidadores, é essencial trabalhar o comportamento relacionado à oferta dos alimentos. Mais do que garantir os alimentos adequados às crianças, a tríade de como, quando e onde oferecê-los vai impactar o comportamento alimentar infantil.

No ambiente domiciliar, a orientação e realização de atividades de educação nutricional com os cuidadores é viável e deve ser realizada para garantir que eles compreendam como devem se comportar no momento da refeição para melhorar a aceitação alimentar e garantir o desenvolvimento adequado da criança.

Assim, é importante orientá-los quanto aos conceitos exemplificados a seguir:

Tabela 3   Como o pré-escolar pode auxiliar na cozinha (com a supervisão de um adulto)[21].

2 a 3 anos	4 a 6 anos
Selecionar quais ingredientes ele quer usar ou provar	Começar a ler as receitas
Organizar os ingredientes	Contar e medir os ingredientes
Ajudar a higienizar frutas, verduras e legumes	Cortar os alimentos com faca de plástico e sem corte ou tesoura de cozinha
Descascar frutas com as mãos	Untar e enfarinhar formas
Cortar e modelar massas	Esticar, cortar e modelar massas
Mexer, misturar e adicionar ou despejar os ingredientes, com auxílio	Quebrar os ovos
Auxiliar a separar os utensílios que serão utilizados na receita	Ligar e desligar os utensílios de cozinha (processador, liquidificador, batedeira)

- Oferecer à criança alimentos adequados e saudáveis e garantir um ambiente apropriado, sem distrações.
- Respeitar o apetite da criança e não forçá-la a comer o que está sendo oferecido.
- Não substituir as refeições por leite ou alimentos da preferência da criança.
- Oferecer o mesmo alimento por diversas vezes e em preparações ou formatos diferentes.
- Sempre que possível, fazer refeições em família e consumir os mesmos alimentos oferecidos à criança.

Escolares

O escolar é a criança dos 7 aos 10 anos de idade e que está em um momento de transição da infância para a adolescência[15]. Nesse período, os hábitos alimentares da família continuam a influenciar o comportamento e as escolhas alimentares da criança; por isso, avaliar a dinâmica familiar e realizar atividades de educação nutricional com esse grupo é de suma importância.

O consumo de alimentos industrializados ricos em açúcares, gorduras e sódio pode começar a aumentar consideravelmente nessa fase e, por isso, o nutricionista deve se atentar a esse ponto no momento da avaliação inicial e no planejamento das atividades que serão realizadas. Vale a pena verificar a presença desses alimentos na casa da criança, assim como a disponibilidade, frequência de consumo e o acesso da criança a esse tipo de alimento.

A influência do ambiente em que o escolar está inserido, assim como sua maior capacidade cognitiva e autonomia favorecem a atuação do nutricionista nessa faixa etária, sendo possível realizar atividades mais elaboradas e com uma participação mais ativa da criança (Tabela 4).

As crianças nascem dotadas de uma capacidade inata de autorregulação da ingestão alimentar, ou seja, são capazes de saber exatamente o quanto precisam comer[22]. Entretanto, a postura impositiva e restritiva dos pais, principalmente na fase do pré-escolar, pode gerar muitas alterações no comportamento alimentar da criança, fazendo-a perder essa sua capacidade inata.

Por isso, enquanto na fase do pré-escolar o controle dessa questão é direcionado aos cuidadores, na fase escolar já é possível trabalhar diretamente com a criança, incentivando-a e resgatando com ela o comer com atenção plena (*mindful eating*)[22].

Novamente, a culinária é uma ferramenta de educação nutricional que se destaca no ambiente domiciliar e, nesta faixa etária, é ainda mais proveitosa, sendo um espaço criativo para intervenções na alimentação da criança[17], além de poder auxiliar na preferência por frutas e vegetais[23].

Como o escolar possui mais habilidades do que o pré-escolar, a sua participação na cozinha é mais ativa (Tabela 5) e os conteúdos e temas das atividades de culinária podem ser mais específicos (Tabela 6).

Tabela 4 Exemplos de atividades de educação nutricional para escolares.

Atividades	Aplicação
Exercendo os sentidos	Ler histórias ou colocar músicas para apresentar os alimentos. Em seguida, oferecer os alimentos em sua forma *in natura* para serem manipulados (olfato, tato, visão) e degustados, de acordo com a vontade de cada criança. Pode-se vendar os olhos para a criança adivinhar com o paladar, olfato e tato qual é o alimento
Exposição: alimentos industrializados	Mostrar o que são os alimentos industrializados e as quantidades de açúcar, sal e gordura que eles contêm
Mindful eating	Fazer atividade de degustação de algum alimento escolhido pela criança para incentivar o comer com atenção plena (*mindful eating*) Exemplo: chocolate
Culinária	Escolher um tema e preparar uma receita com o auxílio da criança
Jogos	Realizar jogos (jogo da memória, cartas, pintura, adivinhação etc.) para apresentar alimentos e conceitos de alimentação saudável

Tabela 5 Como o escolar pode auxiliar na cozinha (com a supervisão de um adulto)[19].

7 a 10 anos
Selecionar e criar receitas
Encontrar e organizar os ingredientes
Ler e seguir receitas
Ajudar a fazer a lista de compras
Cortar os alimentos com uma faca pequena
Utilizar ralador e descascador
Ajudar a lavar a louça
Servir as preparações

Tabela 6 Sugestões de temas para a atividade culinária com escolares.

Tema	Conteúdo
Grupos alimentares: qual é a importância de cada alimento?	Apresentar alimentos de todos os grupos alimentares e exemplificar de forma lúdica (imagens e vídeos) as suas funções (energia, crescimento, regulação) Fazer uma receita que tenha ingredientes dos grupos (exemplo: vitamina de leite com fruta e cereal)
Cereais integrais: o que são?	Mostrar alguns tipos de cereais, como podem ser consumidos, onde são encontrados (os "alimentos marronzinhos") e por que são nutritivos Fazer uma receita com um cereal integral (exemplo: panqueca de aveia)
Açúcar e bebidas açucaradas: o que acontece com o nosso corpo?	Apresentar tipos de bebidas (suco natural, integral, néctar, polpa, pó, refrigerante etc.) Mostrar a sua composição e quantidade de açúcar e qual é o seu impacto no organismo de forma lúdica (imagens e vídeos) Fazer uma receita de suco natural nutritivo (exemplo: laranja com cenoura, sem coar)
Montando um prato completo e equilibrado	Exemplificar o que é um prato completo e a sua importância (grupos alimentares). Elaborar uma receita que seja uma das preparações de um prato completo (exemplo: bolinho de brócolis)

(continua)

Tabela 6 Sugestões de temas para a atividade culinária com escolares. *(continuação)*

Tema	Conteúdo
Lanche da escola: qual é a importância e o que precisa ter?	Falar sobre a importância do lanche completo (grupos alimentares) e o que ele precisa conter Elaborar uma preparação de um item do lanche, valorizando as versões caseiras (exemplo: bolachinha de cacau)

Adolescentes

De acordo com a Organização Mundial da Saúde (OMS), a adolescência é o período da vida que se inicia aos 10 anos de vida e se perdura até os 20 anos. Nesse período ocorrem transformações intensas, tanto físicas quanto psicológicas e comportamentais, em razão da transição da fase infantil para a adulta[15].

Por mais que o adolescente esteja na fase final da infância, o ambiente de casa e as refeições em família ainda são importantes para garantir melhores escolhas alimentares por indivíduos dessa faixa etária[24].

Na adolescência é observado um alto consumo de *fast-food* e alimentos ricos em gorduras, açúcares e sódio, associado ao baixo consumo de frutas, verduras e legumes, o que pode aumentar o risco de obesidade e doenças crônicas não transmissíveis[15].

Um ponto marcante nesta fase é a influência dos amigos e da mídia na alimentação e imagem corporal, sendo estes pontos muito importantes e que devem ser trabalhados nessa faixa etária. O comportamento alimentar do adolescente é baseado no imediatismo e na praticidade; portanto, as estratégias e atividades programadas para esse público devem ser simples e objetivas.

A presença do nutricionista na casa do adolescente pode facilitar as intervenções e mudanças, uma vez que esse ambiente gera maior conforto, intimidade e confiança, facilitando a relação entre o profissional e o paciente e a realização e adesão às atividades.

Em razão de seu comportamento típico descrito anteriormente, o adolescente responde bem a atividades em grupo; portanto, é válido dar a oportunidade para que ele convide alguns colegas para participar das atividades (Tabela 7) em casa, quando for conveniente.

A culinária também merece destaque na educação nutricional em casa nesta faixa etária, uma vez que o envolvimento do adolescente na cozinha parece estar associado a melhores hábitos alimentares, como o maior consumo de frutas e vegetais associado ao menor consumo de *fast-food*, hábitos que podem permanecer até a vida adulta[25,26].

As habilidades do adolescente para cozinhar podem variar bastante, de acordo com os estímulos e hábitos da família. Como nessa faixa etária já existe maior maturidade e desenvolvimento, o auxílio do adolescente na atividade culinária deve ser de acordo com a sua capacidade e sempre com a supervisão ativa de um adulto (nutricionista), que pode trabalhar diferentes temas (Tabela 8).

Família

A importância do ambiente familiar, do exemplo dos pais e das refeições em família na alimentação infantil já foi mencionada nos itens anteriores deste capítulo e, por isso, é de suma importância finalizá-lo com a abordagem da família na educação nutricional em casa.

O nutricionista pode aproveitar a visita e o ambiente domiciliar para realizar atividades de educação nutricional com os membros da famí-

Tabela 7   Exemplos de atividades de educação nutricional para adolescentes.

Atividades	Aplicação
Alimentação saudável: *brainstorming*	Estimular o adolescente a falar o primeiro pensamento que vem à sua cabeça quando pensa neste tema Anotar o que for dito e discutir
Você presta atenção no que come? *Mindful eating*	Fazer atividade de degustação de algum alimento (de preferência, escolhido pelo adolescente) para incentivar o comer com atenção plena (*mindful eating*)
Rótulos dos alimentos: como e por que avaliar?	Apresentar alguns rótulos de alimentos e ensinar o adolescente a avaliar
Culinária	Escolher um tema e preparar uma receita com o auxílio do adolescente

Tabela 8   Sugestões de temas para a atividade culinária com adolescentes.

Tema	Conteúdo
Fast-food	Explicar o que são os alimentos *fast-food* e os seus impactos na saúde Mostrar vídeos Elaborar receita de hambúrguer caseiro, por exemplo
A importância do café da manhã	Explicar a importância do café da manhã e quais os alimentos que devem estar presentes nessa refeição Elaborar uma receita de alimentos ou preparações consumidas no café da manhã (por exemplo, vitamina de frutas, panqueca, bolo, pães)
Refeições em família	Incentivar o hábito de comer junto à família – discutir a importância e como pode ser viável Preparar uma receita, de preferência para o adolescente servir em uma refeição em família

lia, inclusive com os funcionários que participam ativamente da vida e alimentação da criança, de acordo com a necessidade (Tabela 9).

A realização de uma atividade com todos os membros da família unidos pode não ser tarefa fácil por causa da rotina atribulada da maioria das famílias nos dias de hoje, mas é possível verificar a disponibilidade dos familiares e funcionários, criando-se oportunidades de acordo com o possível.

Pais e mães relatam que ter ajuda na preparação e planejamento de receitas práticas e saudáveis favorece a realização de refeições em família. Fornecer recursos para que a família cozinhe parece ser uma intervenção positiva e que pode promover uma alimentação mais saudável e melhor relacionamento entre os membros[27].

Assim, levando-se em consideração a importância da refeição em família, realizar atividades que promovam o conhecimento e habilidades de culinária, assim como o fornecimento de materiais de apoio (receitas) é uma boa estratégia.

Ainda nesse contexto, é possível incluir o treinamento dos pais e de funcionários quanto à elaboração de lista de compras, planejamento do cardápio e organização dos lanches das crianças, pontos cruciais para a organização do dia alimentar da família.

Tabela 9   Exemplos de atividades de educação nutricional para a família.

Atividades	Aplicação
Lista de compras	Explicar a importância da elaboração da lista de compras e como fazê-la (organização do cardápio). Reforçar que a família, inclusive as crianças, deve e pode participar desta atividade, de modo a envolver todos os membros nesse processo
Culinária em família	Cozinhar em família é um hábito que deve ser valorizado e incentivado. Realizar uma atividade de culinária temática com os familiares, escolhendo um tema principal de acordo com a necessidade
Exercendo os sentidos	Trabalhar os sentidos (olfato, paladar e tato) com os membros da família. Vendar os olhos, escolher o sentido que será usado e oferecer um alimento *in natura* para cada um adivinhar qual é
Roda de conversa	Realizar uma roda de conversa com os familiares para discutir um assunto relevante, de acordo com a necessidade. Ao final da conversa, atribuir uma meta ou responsabilidade para cada um dos participantes

Referências

1. Bandura A. Social learning theory. Englewood Cliffs: Prentice-Hall; 1977.
2. Fagioli D, Nasser LA. Educação nutricional na infância e adolescência. 2. ed. São Paulo: RCN; 2008.
3. Birch LL, Davison KK. Family environmental factors influencing the developing behavioral controls of food intake and childhood overweight. Pediatr Clin North Am 2001;48(4):893-907.
4. Couch SC, Glanz K, Zhou C, Sallis JF, Saelens BE. Home food environment in relation to children's diet quality and weight status. J Acad Nutr Diet 2014;114(10):1569-79.

5. Mikkila V, Rasanen L, Raitakari OT, Pietinen P, Viikari J. Consistent dietary patterns identified from childhood to adulthood: the cardiovascular risk in young Finns study. Br J Nutr 2005;93(6):923-31.
6. Bourke M, WhiTaker PJ, Verma A. Are dietary interventions effective at increasing fruit and vegetable consuption among overweight children? A sistematic review. J Epidemiol Community Health 2014;68:485-90.
7. Wright K, Norris K, Newman Giger J, Suro Z. Improving healthy dietary behaviours, nutrition knowledge, and self-efficacy among underserved school children with parent and community involvement. Child Obes 2012;8(4):347-56.
8. Hoelscher DM, Springer AE, Ranjit N, Perry Cl, Evans AE, Stigler M et al. Reductions in child obesity among disadvantaged school children with community involvement: the Travis County CATCH Trial. Obesity 2010;18 Suppl 1:S36-44.
9. Piziak V. A pilot study of a pictorial bilingual nutrition education game to improve the consumption of healthful foods in a head start population. Int J Environ Res Public Health 2012;9:1319-25.
10. Weber DR, Stark LJ, Itlenbach RF, Stallings VA, Zemel BS. Building better bones in childhood: a randomized controlled study to test the efficacy of a dietary intervention program to increase calcium intake. Eur J Clin Nutr 2017;71(6):788-94.
11. Rodriguez J, Applebaum J, Stephenson-Hunter S, Tinio A, Shapiro A. Cooking, healthy eating, fitness and fun (CHEFFs): qualitative evaluation of a nutrition education program for children living at urban family homeless shelters. Am J Pub Health 2013;103:61-7.
12. Cardoso MA. Nutrição em saúde coletiva. São Paulo: Atheneu; 2014.
13. Organização das Nações Unidas para a Agricultura e Alimentação. Guia metodológico de comunicação social em nutrição. Roma: ONU; 1999.
14. Garcia RDW, Mancuso AMC. Mudanças alimentares e educação nutricional. 2. ed. São Paulo: Guanabara Koogan; 2017.
15. Sociedade Brasileira de Pediatria. Manual de orientação para a alimentação do lactente, do pré-escolar, do escolar, do adolescente e na escola. Departamento de Nutrologia. 3. ed. Rio de Janeiro: SBP; 2012.
16. Coulthard H, Sealy A. Play with your food! Sensory play is associated with tasting of fruits and vegetables in preschool children. Appetite 2017;113:84-90.

17. Diez-Garcia RW, Castro IRR. A culinária como objeto de estudo e de intervenção no campo da alimentação e nutrição. Ciênc Saúde Coletiva 2011;16(1):91-8.
18. Jarpe-Ratner E, Folkens S, Sharma S, Daro D, Edens NK. An experiential cooking and nutrition education program increases cooking self-efficacy and vegetable consumption in children in grades 3–8 J Nutr Educ Behav 2016;40(10):697-705.
19. Jarman M, Ogden J, Inskip H, Lawrence W, Baird J, Cooper C et al. How do mothers manage their preschool children's eating habits and does this change as children grow older? A longitudinal analysis. Appetite 2015;95:466-74.
20. Fries LR, Martin N, Van der Horst K. Parent-child mealtime interactions associated with toddlers' refusals of novel and familiar foods. Physiol Behav 2017;176:93-100.
21. Superkids Nutrition, American Institute for Cancer Research. The Super Crew® guide to cooking with kids, 2013 [acesso em 27 dez 2017]. Disponível em: http://www.superkidsnutrition.com/wp-content/uploads/downloads/2013/02/powerful-plants-cooking-with-kids.pdf.
22. Alvarenga M, Figueiredo M, Timerman F, Antonaccio C. Nutrição comportamental. Barueri: Manole; 2015.
23. Cunningham-Sabo L, Lohse B. Impact of a school-based cooking curriculum for fourth-grade students on attitudes and behaviors is influenced by gender and prior cooking experience. J Nutr Educ Behav 2014;46(2):110-20.
24. Videon TM, Manning CK. Influences on adolescent eating patterns: the importance of family meals. J Adolesc Health 2003;32:365-73.
25. Utter J, Denny S, Lucassen M, Dyson B. Cooking and the health and wellbeing of adolescents. J Nutr Educ Behav 2016;48:35-41.
26. Larson NI, Story M, Eisenberg ME, Neumark-Sztainer D. Food preparation and purchasing roles among adolescents: associations with sociodemographic characteristics and diet quality. J Am Diet Assoc 2006;106:211-8.
27. Utter J, Denny S. Supporting families to cook at home and eat together: findings from a feasibility study. J Nutr Educ Behav 2016;48(10):716-22.

Capítulo 13

Atividades práticas de educação nutricional em pediatria

Andréa Gislene do Nascimento
Fernanda Ferreira dos Santos
Mayara Freitas de Oliveira

Introdução

A infância traz aspectos relevantes para a formação de hábitos e práticas comportamentais, especialmente as alimentares. No ambiente familiar, a criança inicia a formação e incorporação dos padrões de comportamento alimentar a partir da escolha de alimentos, sua quantidade, horário e ambiente em que acontecerão as refeições. Trata-se de um processo que começa nessa fase e se estende por todas as demais fases do ciclo de vida[1]. Os hábitos alimentares inadequados nesse estágio podem levar a problemas nutricionais a curto e longo prazos[2]. Assim, esse momento é fundamental para o desenvolvimento da consciência crítica, de forma a propiciar a aplicação de práticas para promoção, manutenção e recuperação da saúde[1].

As estratégias de educação alimentar e nutricional voltadas a crianças devem ser prioritárias no atendimento nutricional ambulatorial e hospitalar, não apenas por serem consideravelmente influenciadas por fatores ambientais, mas também por comporem um grupo que tomará decisões quanto a hábitos alimentares no futuro[3].

A adolescência, por sua vez, caracteriza-se por profundas transformações físicas e comportamentais. Vários fatores podem influenciar os hábitos que formam a identidade desses indivíduos. Nesse período, os hábitos alimentares são marcados por alto consumo de alimentos processados, que, associado ao sedentarismo contribui para o desenvolvimento de doenças crônicas não transmissíveis, como obesidade. Nesse sentido, as atividades práticas de educação alimentar e nutricional devem ressaltar a importância de uma alimentação saudável na qualidade de vida dos jovens e lançar mão de métodos dinâmicos e lúdicos[4].

Como estão iniciando um processo de afirmação de sua identidade alimentar, as crianças e os adolescentes constituem um grupo sedento por informações. A oferta de novos conteúdos sobre alimentação e nutrição auxilia na ampliação do conhecimento individual que poderá resultar em melhorias no comportamento alimentar, favorecendo não apenas a manutenção como a recuperação do estado nutricional[5].

Crianças e adolescentes encontram-se em diferentes etapas do ciclo da vida e apresentam como ponto convergente o momento de autoconhecimento e reconhecimento do mundo que os cerca. Esse processo pode proporcionar a compreensão de suas individualidades e características do mundo para que, com essas informações, possam trabalhar potencialidades e ampliar o desenvolvimento cognitivo e das condições que compõem o ser humano[6]. Dessa forma, a escolha por atividades que trabalhem o aspecto lúdico do ensinar em educação alimentar e nutricional constitui importante ferramenta para o desenvolvimento e execução de intervenções que levem à construção de hábitos alimentares saudáveis de modo individualizado, por meio do estabelecimento de relações interpessoais associado à descontração do ambiente hospitalar[3].

Para tanto, é primordial a identificação dos principais fatores que modulam o comportamento alimentar para a adaptação de teorias que possam vir a fundamentar a intervenção nutricional, bem como para o desenvolvimento de materiais educativos. Estes são componentes do processo de aprendizagem e facilitam a produção de conhecimento quando adotados de maneira participativa e interativa[5].

Assim, numa perspectiva com ênfase na dialogicidade e na autonomia do sujeito, os discursos que recorrem ao enfoque da problematização contrapõem-se aos métodos tradicionais baseados em técnicas expositivas, promovendo uma prática reflexiva do sujeito sobre si e sobre as questões pertinentes às suas práticas alimentares[7].

Ressalta-se que a elaboração e o uso de materiais educativos em saúde devem se pautar no debate entre os significados e na valorização de experiências entre os responsáveis pelas intervenções e os integrantes do grupo-alvo. O diálogo crítico, que possibilite um processo comunicativo aberto, permite uma intervenção nutricional fundada na promoção da saúde e no alcance concreto dos objetivos esperados[5].

Atividades educativas em alimentação e nutrição proporcionam a construção do conhecimento em relação ao tema, estimulam e melhoram a frequência de práticas alimentares saudáveis. Para tal, as intervenções devem ir muito além de conhecimentos nutricionais[8]. Aponta-se a necessidade da construção de novas perspectivas para as práticas de educação alimentar e nutricional, utilizando-se não apenas modelos tradicionais de transmissão de informações[7].

Neste capítulo serão apresentadas intervenções lúdicas que visam contribuir positivamente para a recuperação e/ou manutenção do estado nutricional de pacientes pediátricos, em associação à formação e ao desenvolvimento de conhecimentos relacionados à alimentação adequada entre os próprios pacientes, seus familiares e cuidadores.

Teatro

Teatro das gorduras
- **Público-alvo:** crianças.
- **Objetivos da atividade:** explicar de forma lúdica os diferentes tipos de lipídios encontrados na natureza e nos alimentos, seus benefícios e malefícios para a saúde.
- **Materiais de apoio necessários:** participante caracterizado como criança (Aninha) e outro como idosa (vovó).
- **Descrição da atividade:** dispor as crianças conforme estrutura da sala em que será realizada.
- **Texto:**
Aninha – Olá, amiguinhos!!!!! Tudo bem? Hoje eu vou ajudar minha vovó a cozinhar. Vocês gostam de bolo? Pois é, vamos fazer um bolo bem gostoso!

Vovó – Aninha, você já separou os ingredientes para o bolo?
Aninha – Já separei, vovó!
Vovó – Deixe-me ver! Hummm está faltando o óleo!
Aninha – Óleo?? No bolo? <surpresa>
Vovó – É!!!!! Você sabia que o óleo é uma gordura? Ela é importante porque é nossa reserva de energia. Além disso, ela transporta as vitaminas A, D, E e K, que fazem bem para o nosso organismo.
Aninha – E a margarina também é uma gordura?
Vovó – Isso mesmo! O óleo e a margarina são gorduras de origem vegetal. Esses alimentos têm uma gordura boa, chamada "poli-insaturada", que faz bem para o coração. Os óleos de peixe também têm essa gordura boa.
Aninha – Então a gordura só faz bem para nós?
Vovó – Não é bem assim, Aninha. Existem alimentos de origem animal, como a manteiga, a banha, a gordura das carnes, a gema, o leite integral, o creme de leite e os queijos. Quando consumidos em grande quantidade, eles fazem mal ao nosso coração porque eles têm uma gordura ruim, chamada "saturada".
Aninha – Ah, quer dizer que não é bom comer muito desses alimentos que têm gordura ruim, né?
Vovó – É verdade. Se comemos muita gordura, engordamos. E sabe o que você também tem que comer só de vez em quando porque tem gordura ruim???
Aninha – Não sei não...
Vovó – As bolachas, chocolates e sorvetes!!!
Aninha – Poxa, não sabia que eles podiam fazer mal para o coração.
Vovó – Pois é, tem que tomar cuidado. E agora chega de papo e vamos fazer o bolo!
(Terminado o teatro, os participantes são convidados a levantar dúvidas sobre a temática discutida.)

Jogo com cartas e tabuleiro

Supercarta – nutrientes
- **Público-alvo:** crianças e adolescentes alfabetizados.

- **Objetivos da atividade:** suscitar discussão sobre a composição dos alimentos e a importância de uma escolha alimentar consciente. Para tanto, é produzido um jogo de cartas que tem como objetivo central trabalhar as diferenças nutricionais (vitamina A, vitamina C, fibra, ferro, cálcio, sódio, gordura saturada e calorias) dos grupos de alimentos do *Guia alimentar para a população brasileira* (*in natura*, minimamente processado, processado e ultraprocessado).
- **Materiais de apoio necessários:** impresso das cartas*; papel *contact* (para plastificar as cartas).

*Especificações sobre as cartas: as quantidades dos alimentos colocadas nas cartas são referentes às porções usualmente consumidas; as informações nutricionais podem ser retiradas da Tabela Brasileira de Composição de Alimentos (Taco); a água é selecionada para compor a carta "Supercarta", dada sua importância em uma alimentação saudável.
- **Descrição da atividade:** as cartas devem ser agrupadas segundo o nível de processamento do alimento. Cartas referentes a alimentos com maior teor de vitamina A, C, ferro, cálcio, fibras ou menor teor de gordura saturada e sódio são consideradas "superiores" às cartas que contêm alimentos com reduzido teor dessas vitaminas e minerais e que possuem elevado teor de gordura saturada e sódio (Figura 1).

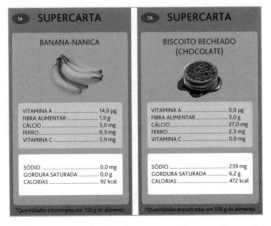

Figura 1   Exemplos de cartas destinadas ao jogo "Supercarta – nutrientes".

Supercarta – minerais

- **Público-alvo:** crianças e adolescentes alfabetizados que apresentam necessidades de atenção à quantidade de fósforo e/ou potássio e/ou sódio consumido – em geral, pacientes que realizam hemodiálise.
- **Objetivos da atividade:** aumentar o conhecimento dos pacientes em relação à quantidade de fósforo, potássio e sódio nos alimentos.
- **Materiais de apoio necessários:** impressão das cartas*; papel-cartão para deixar as cartas mais firmes; papel *contact* para encapar as cartas e deixá-las mais resistentes.

*Especificações sobre as cartas: as quantidades dos alimentos colocados nas cartas são referentes às porções usualmente consumidas; as informações nutricionais podem ser retiradas da Tabela Brasileira de Composição de Alimentos (Taco); a carambola é selecionada para compor a "Supercarta", pois essa fruta é proibida para pacientes com doença renal crônica.

- **Descrição da atividade:** trata-se de um jogo em que o objetivo é tomar todas as cartas dos outros participantes por meio de escolhas de características de cada carta, como no "Supercarta – nutrientes". O tema foi adaptado para os alimentos e suas características minerais: conteúdo de fósforo, potássio e sódio (foi acrescentado o nível de processamento dos alimentos segundo o *Guia alimentar para a população brasileira* (2014) para que os pacientes se atentem quanto à escolha de alimentos com menores níveis de processamento).

Na rodada, ganha o jogador que tiver a carta mais vantajosa de acordo com o parâmetro escolhido. Por exemplo: o jogador escolhe a característica "menor quantidade de potássio"; assim, ganhará o participante que tiver em mãos o alimento com menor conteúdo do mineral em questão.

Durante a atividade, pode-se discutir com os pacientes se os alimentos da rodada são apropriados ou não para o consumo por cada um deles, evidenciando-se as porções recomendadas.

Supervisão – processamento dos alimentos

- **Público-alvo:** crianças maiores de 7 anos.

- **Objetivos da atividade:** promover a reflexão quanto às escolhas alimentares dos participantes, em relação ao nível de processamento e qualidade nutricional dos alimentos em questão.
- **Materiais de apoio necessários:** impressão do tabuleiro em folha sulfite A3 (Anexo 1); impressão das fichas (Anexo 2); impressão das dicas sobre cada alimento (Anexo 3); papel-cartão para deixar o tabuleiro e as fichas mais firmes; papel *contact* para encapar o tabuleiro e as fichas e deixá-los mais resistentes.
- **Descrição da atividade:** o jogo é composto por um tabuleiro com imagens de alimentos que devem ser encontradas de acordo com as dicas fornecidas; para cada alimento serão fornecidas três dicas. Foram colocadas também imagens aleatórias no tabuleiro para aumentar o nível de dificuldade do jogo. Assim que souberem de qual alimento se trata, os participantes devem procurar a imagem correspondente no tabuleiro e colocar as fichas (cada jogador recebe uma ficha) sobre ela.

O jogador que acertar qual é o alimento da rodada ganha 2 pontos; aquele que primeiro encontrar a imagem do alimento no tabuleiro ganha 1 ponto. No final, vence o jogador que tiver maior pontuação.

Jogo com protótipos

Vamos às compras

- **Público-alvo:** crianças, adolescente e cuidadores.
- **Objetivos da atividade:** entender as escolhas alimentares a partir de um cenário simulado, onde os participantes realizam compras de alimentos comumente consumidos nas refeições – café da manhã, lanche da manhã (casa ou escola), almoço, lanche da tarde (casa ou escola) e jantar.
- **Materiais de apoio necessários:** espuma vinílica acetinada (EVA) branca e amarela para confecção de medalhas; cola para EVA; fita de cetim para confecção de medalhas; cartolina; tesoura; papel sulfite; caneta; figuras e/ou protótipos de alimentos *in natura*, minimamente processados, processados e ultraprocessados.

- **Descrição da atividade:** num primeiro momento, as crianças participantes devem ser orientadas a selecionar quais alimentos compõem suas refeições diárias (café da manhã, almoço, jantar e lanche intermediário), segundo suas preferências.
Terminada a etapa de seleção, devem justificar suas escolhas, dizendo se as consideram adequadas ou não, bem como o porquê de suas considerações.
Com o intuito de fomentar uma discussão sobre a importância da escolha alimentar por parte das crianças e promover sua autonomia, os participantes recebem 2 pontos ao selecionar alimentos *in natura* e minimamente processados e não recebem pontos ao selecionar alimentos processados e ultraprocessados. Os pontos devem ser anotados na cartolina, na forma de placar.
Em seguida, discute-se sobre a importância de ter alimentos *in natura* e minimamente processados como base da alimentação[9]. Aquelas que apresentaram maior escolha de produtos *in natura* e minimamente processados ganham uma medalha de "ouro" de EVA, como forma de estímulo a tal escolha, em detrimento da escolha do ultraprocessado.

Massa de modelar caseira
- **Público-alvo:** crianças (atenção: esta atividade não deve ser realizada com crianças portadoras de doença celíaca).
- **Objetivos da atividade:** apresentar alimentos, como frutas e hortaliças, por intermédio da manipulação de massa de modelar.
- **Materiais de apoio necessários:** 2 xícaras (chá) de farinha de trigo; 1/2 xícara (chá) de água; 1/2 xícara (chá) de sal; corante alimentício; uma vasilha.
- **Descrição da atividade:** organizar as crianças ao redor de uma mesa e pedir que misturem com as mãos todo o conteúdo na vasilha. Caso a massa fique dura, acrescentar água e amassar até sentir que a consistência esteja homogênea e consistente para modelar.
Para obtenção de massa colorida, dividir a massa em partes do tamanho desejado e adicionar corante alimentício até obter a colo-

ração almejada. Amassar até que a coloração esteja igualmente espalhada.

Sugerir que as crianças modelem frutas e hortaliças.

Guardar a massa em um recipiente fechado na geladeira. Ela dura cerca de um mês.

Raciocínio rápido – nutri

- **Público-alvo:** crianças e adolescentes.
- **Objetivos da atividade:** testar conhecimentos relacionados à alimentação.
- **Materiais de apoio necessários:** lista de perguntas (Tabela 1); bola plástica.
- **Descrição da atividade:** dispor os participantes em dois grupos localizados em lados opostos da sala. Ao centro, deixar uma bola plástica. Ler a pergunta e contar até três para que o participante corra para pegar a bola. Aquele que pegar a bola terá a oportunidade de responder à pergunta.

Caso a resposta esteja correta, o grupo ao qual pertence receberá um ponto. Caso a resposta esteja errada, o participante oponente poderá responder à questão e terá a possibilidade de ganhar o ponto para seu grupo. Caso ambos os participantes respondam erroneamente, a pontuação será nula.

Atividades complementares

Diferentes atividades podem ser criadas como complementação em educação nutricional para os pacientes pediátricos. Podem ser sugeridas atividades como: palavras cruzadas (Anexo 4); identificação em impresso dos alimentos que constituem os grupos de pães e massas, verduras e legumes, leite e derivados (Anexo 5); fôlder (Anexo 6) e atividade escrita (Anexo 7) sobre obesidade; e máscaras de alimentos (Anexos 8 a 11), uma opção divertida para os pacientes ainda não alfabetizados.

Tabela 1 Lista de perguntas para o jogo "Raciocínio rápido — nutri".

1. É rico em proteínas e cálcio, e o ser humano é o único que continua consumindo depois de bebê. **Resposta: o leite.**
2. É uma hortaliça rica em vitamina A que faz bem para a visão, os coelhos adoram e ela fica escondida embaixo da terra. **Resposta: a cenoura.**
3. O que têm em comum a carne, o leite e os ovos, além de serem fontes de colesterol? Dica: eles vêm de onde? **Resposta: todos têm origem animal.**
4. É rico em proteínas e é dividido em clara e gema. **Resposta: o ovo.**
5. Qual é a fruta que tem o caroço do lado de fora? **Resposta: o caju.**
6. O que tem pé, cabeça e dente, mas não pode andar, nem pensar ou mastigar? Dica: tempero. **Resposta: o alho.**
7. O que tem coroa, mas não é rei? Dica: fruta. **Resposta: o abacaxi.**
8. Parece um buquê, mas não é flor. **Resposta: a couve-flor.**
9. O que é que salta, dá um espirro e vira pelo avesso? **Resposta: pipoca.**
10. O que é que todos dizem que é verde, mas que na verdade é amarelo? **Resposta: milho-verde.**
11. Qual o legume que participa da festa do dia das bruxas? Dica: cor alaranjada. **Resposta: abóbora.**
12. O que é cru, pequenino e rosado, de qualquer forma é gostoso e muito mais quando torrado? **Resposta: amendoim.**

Referências

1. Yokota RTC, Vasconcelos TF, Pinheiro ARO, Schmitz BAS, Coitinho DC, Rodrigues MLCF. Projeto "a escola promovendo hábitos alimentares saudáveis": comparação de duas estratégias de educação nutricional no Distrito Federal, Brasil. Rev Nutr 2010;23(1):37-47.
2. Pereira AS, Peixoto NGA, Neto JFN, Lanzilotti HS, Soares EA. Estado nutricional de pré-escolares de creche pública: um estudo longitudinal. Cad Saúde Colet 2013;21(2):140-7.
3. Machado AP, Lima BM, Laureno MG, Silva PHB, Tardin GP, Reis PS et al. Educational strategies for the prevention of diabetes, hypertension, and obesity. Rev Assoc Med Bras 2016;62(8):800-8.

4. Pereira TS, Pereira RC, Pereira MCA. Influência de intervenções educativas no conhecimento sobre alimentação e nutrição de adolescentes de uma escola pública. Ciênc Saúde Coletiva 2017;22(2):427-35.
5. Toral N, Conti MA, Slater B. A alimentação saudável na ótica dos adolescentes: percepções e barreiras à sua implementação e características esperadas em materiais educativos. Cad Saúde Pública 2009;25(11):2386-94.
6. Queiroz NLN, Maciel DA, Branco AU. Brincadeira e desenvolvimento infantil: um olhar sociocultural construtivista. Paideia 2006;16(34):169-79.
7. Santos LAS. O fazer educação alimentar e nutricional: algumas contribuições para reflexão. Ciênc Saúde Colet 2012;17(2):453-62.
8. Lazari TA, Santos FGR, Oliveira SSI, Urbano LS. Importância da educação nutricional na infância [Apresentação no VI Congresso Multiprofissional em Saúde da Unifil; 2012; Londrina, Brasil].
9. Brasil. Ministério da Saúde. Secretaria de Atenção à Saúde. Departamento de Atenção Básica. Guia alimentar para a população brasileira. 2. ed., 1. reimpr. Brasília: Ministério da Saúde; 2014.

Capítulo 13 - ANEXOS 1 A 11

Atividades práticas de educação nutricional em pediatria

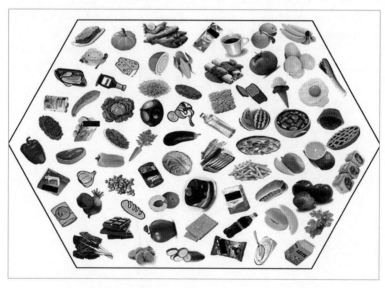

Anexo 1   Tabuleiro do jogo "Supervisão".

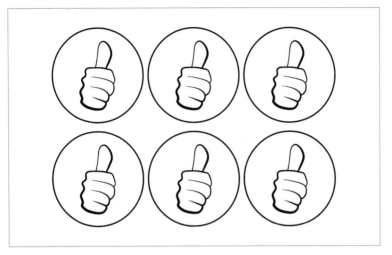

Anexo 2 Fichas para o jogo "Supervisão".

Anexo 3 Dicas para o jogo "Supervisão".

1 Leite
Leite UHT
Sou minimamente processado: sou aquecido a mais de 135°C, resultando na destruição de todos os micro-organismos e me tornando adequado para distribuição em temperatura ambiente
Sou rico em proteínas, algumas vitaminas, em especial a vitamina A, e cálcio
Sou uma ótima pedida para os lanches intermediários e posso ser consumido puro, com frutas, achocolatado etc.
Leite condensado
Sou ultraprocessado: passo por diversas etapas que retiram mais da metade da minha água e acrescentam outras substâncias, incluindo o açúcar
Tenho muitas calorias
Sou comumente utilizado no preparo de doces e sobremesas, como o brigadeiro
2 Carne
Carne vermelha
Sou minimamente processada, de origem animal e amplamente consumida pelos brasileiros

Sou rica em proteínas de alta qualidade e vitaminas e minerais, como as do complexo B e ferro
Posso ser consumida grelhada, assada, frita ou empanada. Sou muito versátil
Hambúrguer
Sou ultraprocessado e de origem animal
Sou rico em sódio e gorduras saturadas
Sou comumente consumido com pão, queijo e salada
3   Milho
Espiga de milho
Sou um vegetal *in natura* e rico em fibras
Posso ser utilizado em várias preparações, tanto doces como salgadas
Sou amarelo e, quando estouro, fico branquinho
Milho em conserva
Sou processado e venho numa latinha
Sou prático, mas como tenho muito sódio, devo ser consumido com moderação
Sou amarelo e fico em conserva
Salgadinho de milho
Sou ultraprocessado, sou um petisco assado e venho num saquinho
Sou rico em sódio, conservantes e outros produtos químicos
Sou amarelo e posso ter muitos sabores
4   Pêssego
Pêssego
Sou uma fruta *in natura*
Sou rico em vitaminas A e C, fibras e antioxidantes
Tenho o nome da minha cor e sou aveludado
Pêssego em calda
Sou processado e fico dentro de uma latinha ou pote de vidro, submerso em um líquido
Assim como meu primo *in natura*, eu também sou rico em fibras e vitaminas A e C; porém, por possuir muito açúcar, devo ser consumido com moderação
Sou docinho, amarelo e posso ser uma opção de sobremesa ou recheio de bolos
Suco artificial de pêssego
Sou ultraprocessado e sou uma bebida

Vivo confundindo as pessoas: elas acham que eu sou uma opção saudável, mas eu tenho muito açúcar. Por isso, devo ser consumido com moderação
Tenho tanto açúcar quanto o refrigerante e posso vir embalado em uma caixinha, latinha ou em pozinho
5   Queijo
Queijo
Sou processado e de origem animal
Tenho alto teor de proteínas, minerais (cálcio, zinco e potássio) e vitaminas (complexo B, A e D)
Sou usado em diversas preparações e sou derivado do leite, podendo ser do leite de vaca, cabra, ovelha, búfala ou outros animais
Queijo processado UHT
Sou ultraprocessado e tenho um formato quadradinho
Sou rico em gorduras e sódio, além de vários outros ingredientes químicos
Geralmente sou consumido nas refeições intermediárias
6   Tomate
Tomate
Sou *in natura* e todos me confundem com legume, mas sou uma das frutas mais utilizadas na cozinha
Sou rico em vitaminas A, B e C e em sais minerais, como fósforo, potássio, cálcio e magnésio
Sou mais nutritivo quando cozido, porque assim o licopeno é mais bem absorvido pelo seu corpo
Extrato de tomate
Sou um processado derivado de uma fruta
Sou formado por apenas três ingredientes, sendo o açúcar e o sal dois deles
Sou utilizado para fazer molhos e fico ótimo em *pizzas*, massas, carnes etc.
Ketchup
Sou um ultraprocessado de cor vermelha
Apesar de ter muito sódio, eu tenho sabor levemente adocicado
Sou muito consumido pelas pessoas, que costumam me adicionar a sanduíches, salgados e aperitivos
7   Pão
Pão francês

Sou minimamente processado e, quando estou fresquinho, sou crocante por fora e macio por dentro
Sou uma das preparações mais antigas da humanidade, e estou bastante presente no café da manhã dos paulistanos
Sou uma delícia com manteiga, requeijão, ovos, frios etc.
Pão de forma
Sou ultraprocessado e sou de cor clara
Na indústria, acrescentam sódio e conservantes à minha receita
Sou muito utilizado para fazer sanduíches, como o misto-quente
8   Macarrão
Macarrão
Sou processado e meus ingredientes são bem simples: farinha de trigo, ovo e sal
Sou fonte de carboidrato e posso ser a base de várias preparações diferentes
Tenho muitos formatos e vou muito bem com molhos e queijo
Macarrão instantâneo
Sou ultraprocessado e na indústria sou frito e recebo adição de gordura, sal e outros ingredientes
Tenho temperos de vários sabores, como carne, frango, tomate etc.
Posso ser preparado em até 3 minutos
9   Frango
Frango
Sou minimamente processado e de origem animal
Sou uma ótima fonte de proteína e sou rico em vitamina B6
Minha carne é branca e posso ser grelhado, assado, frito ou refogado
Nuggets
Sou ultraprocessado e posso ser assado ou frito
Tenho muita gordura, sódio e conservantes; por isso, devo ser evitado. Mas posso ser feito em casa, usando-se poucos ingredientes e ficando ainda mais gostoso do que o industrializado
Na indústria, sou feito de carne de frango ou aves, além de nervos e vasos sanguíneos
10 Iogurte
Iogurte natural

Sou processado e fico mais gostoso quando consumido com frutas e mel
Sou fonte de proteínas, gordura, cálcio e tenho micro-organismos vivos que fazem bem para o intestino
Sou derivado do leite e geralmente usam uma colher para me comer
Bebida láctea
Sou ultraprocessado e tenho diversos sabores, geralmente de frutas
Sou fonte de proteínas e gordura, mas tenho muito açúcar
Geralmente me associam a um lanchinho saudável

Anexo 4 Palavras cruzadas.

Complete o texto a seguir com as palavras que estão faltando e tente resolver as palavras cruzadas:

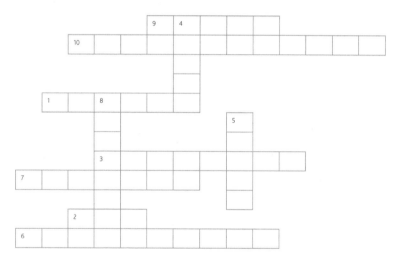

Dizem que (1) _ _ _ _ _ _ de hospital não é gostosa e que é sem graça. Na verdade, a comida é feita com carinho e sob medida para seus pacientes. Muitos falam que é sem (2) _ _ _, mas seu excesso aumenta a pressão; por isso, ele é reduzido e são acrescentados outros (3) _ _ _ _ _ _ _ _, como cebolinha, salsinha e pimenta, para dar sabor aos alimentos. Todos esses ingredientes, além de dar sabor, dão um (4) _ _ _ _ _ todo especial à comida.

E a combinação de (5) _ _ _ _ _, você já notou? Arroz branco, feijão marrom, verduras verdinhas e legumes multicoloridos. Nada disso é por acaso. A combinação de cores traz uma refeição completa de (6) _ _ _ _ _ _ _ _ _ _, torna a refeição mais atrativa aos olhos e, com o aroma, ajudam a abrir o apetite. Durante o preparo, outro truque é usado: os alimentos são (7) _ _ _ _ _ _ _ por mais tempo; assim, eles ficam mais fáceis de (8) _ _ _ _ _ _ _ _ e engolir, não dando enjoo.

Por todos esses cuidados é que comida de hospital é gostosa, sim! E cheia de (9) _ _ _ _ _! Mas você não vai descobrir se não (10) _ _ _ _ _ _ _ _ _ _ _ _.

Respostas: 1 comida, 2 sal, 3 temperos, 4 aroma, 5 cores, 6 nutrientes, 7 cozidos, 8 mastigar, 9 saúde, 10 experimentar.

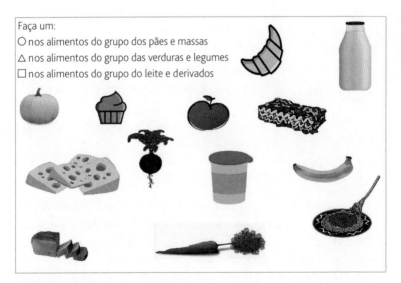

Anexo 5   Identificação dos alimentos.

Atividades práticas de educação nutricional em pediatria 235

Obesidade

Você sabe o que é?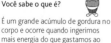

É um grande acúmulo de gordura no corpo e ocorre quando ingerimos mais energia do que gastamos ao longo do dia.

Por que a obesidade é perigosa?

Porque pode causar:

- Problemas nas articulações, como dores no joelho e coluna
- Dificuldades para respirar
- Problemas de pele
- Dificuldades para andar, correr, pular
- Problemas de coração
- Diabetes
- Aumento da pressão do sangue

O que você deve fazer para prevenir a obesidade?

Você deve:

- Realizar as refeições em locais tranquilos, sentado à mesa

- Fazer pelo menos café da manhã, almoço, café da tarde e jantar

- Comer devagar, sentir o sabor dos alimentos

- Não comer assistindo à TV

- Fazer pelo menos 30 minutos de atividade física diariamente, como jogar bola, andar de bicicleta, correr

- Participar da Educação Física na escola

- Evitar alimentos ricos em gorduras, como chocolate, sorvete, frituras e bolacha recheada

- Evitar refrigerante

- Comer frutas em vez de doces

- Beber de 6 a 8 copos de água por dia

Anexo 6 Fôlder sobre obesidade.

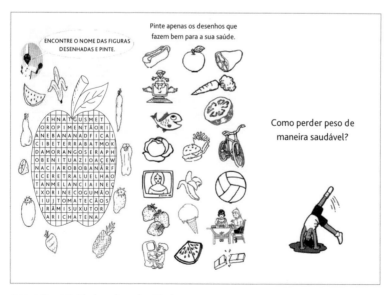

Anexo 7 Atividade sobre obesidade.

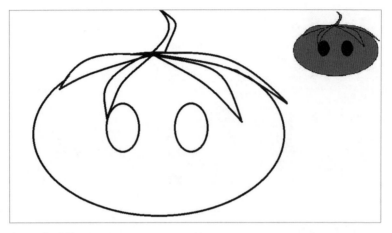

Anexo 8   Máscara – tomate.

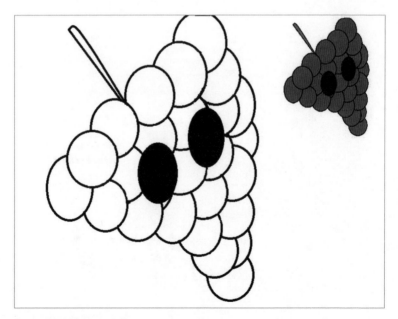

Anexo 9   Máscara – uva.

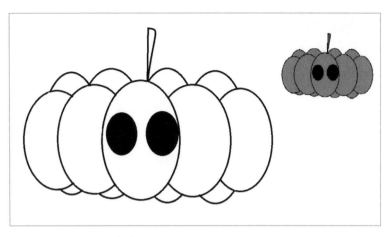

Anexo 10 Máscara – abóbora.

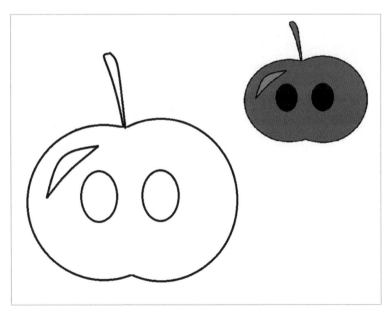

Anexo 11 Máscara – maçã.

Índice remissivo

A

ação 189
aconselhamento nutricional 164
adolescência 60
adolescente(s) 3, 14, 24, 65, 70, 72, 122, 211
aleitamento materno 79
alimentação 62, 66, 201, 218
  adequada 66, 70
  infantil 14
  saudável 1, 3, 70, 164
alta hospitalar 108
amamentação 79
ambiente
  domiciliar 201
  hospitalar 218
ansiedades 19
apáticas, crianças 20
apetite 166
atendimento
  ambulatorial 121
  domiciliar 202
atividade(s) 62, 65
  lúdica(s) 8, 96, 184-185, 190
  pedagógicas 96
atraso motor 27
avaliação 190, 195

B

bebê(s) 15, 32
biopsicossociais, aspectos 164
brincadeiras 57, 96, 191
brincar 57, 58, 190
brinquedos 57

C

cabeça 33
casa 202, 203
chupar 51
comportamento(s) 7

alimentar(es) 4, 14, 93, 144, 146, 164, 183, 201, 217
contemplação 189
criança(s) 3, 14, 27, 57, 60, 70, 72, 79, 93, 122, 184, 201
 apáticas 20
 energéticas 19
cuidadores 15, 145, 201
 controladores 15
 negligentes 15
 permissivos 15
 responsivos 15
culinária 205

D

desenvolvimento
 cognitivo 60
 infantil 29, 59
 neuropsicomotor 27
desmame precoce 79
diagnóstico 189
diário alimentar 169
dinâmicas 122
divertir 58
doença(s) crônica(s) 121, 183

E

educação 58, 80, 94, 182
 alimentar e nutricional 1, 70, 121, 182, 217
 nutricional 2, 66, 94, 145, 164, 201

entrevista motivacional 165
escola(s) 168, 184
escolares 208
estágio sensório-motor 61
estimulação 28
estratégias 189
 lúdicas 125

F

faixa etária 17
família(s) 6, 58, 70, 72, 93, 96, 184, 201
familiares 3, 4, 17
ferramentas 7, 22, 62, 189, 190
fôlderes 77

G

gestação 83
grupo(s) 97, 124, 182
 alimentar 173
guias alimentares 70

H

hábito(s) 71, 144, 217
 alimentar(es) 2, 93, 94, 96, 124, 182, 183, 201, 203, 217
hospital 93, 146
 pediátrico 95
hospitalização 94
humanização 95, 146

I

infância 93, 183, 217
in natura, alimentos 71
internação 146
intervenção(ões) 5, 7, 16, 19, 29, 187, 218
   nutricional 164

J

jogos 57, 96, 122, 191

L

lactação 81
leite materno 79
linguagem corporal 53
livro de receitas 77
locomotor, padrão 37
lúdico(s) 121, 218

M

mãe(s) 81, 145
mamilos 85
manutenção 189
mastigar 51
materiais educativos 122, 219
metodologia 77
mindful eating 212
minimamente processados, alimentos 71
motor, atraso 27
movimentos 27
mulheres lactantes 80

N

neofobia 22, 205
neonato 29
nutrição 29, 94, 218
nutricionista 202

O

obesidade 124, 168
   infantil 201
oficinas 77
orientação(ões) 25, 80
   nutricional(is) 2, 124

P

paciente(s) 4, 72, 93, 121, 146, 219
painel 77
pais 14, 145, 201
pedagógicas, abordagens 94
pediatria 96
pirâmide alimentar 170
planejamento
   de ações 195
   nutricional 109
porções 172
posição
   em pé 29
   para amamentar 88

prona 29
sentada 29
supina 29
pré-contemplação 189
pré-escolar(es) 22, 205
preparação 189
prevenção 79
primeiro trimestre 32
processados, alimentos 71
professores 185
projeto pedagógico 186

Q

quarto trimestre 45, 46

R

receitas 174
recém-nascido 79, 85
recomendações 70
recreação 58
recursos educacionais 182
refeição 17
registro 169
réplicas de alimentos 171

S

segundo trimestre 32
segurança alimentar e nutricional 1
seletividade 19, 205
sobrepeso 168
sucção 85, 89

T

técnica
  de aconselhamento 165
  de amamentação 86
tecnologias 178
  dependentes 191
  independentes 191
terceiro trimestre 43
tratamento 126
tronco 33

U

ultraprocessados, alimentos 71